Gernot Schweizer

BEWEGUNG!

Plädoyer für eine *gesunde* Gesellschaft

ecoWIN

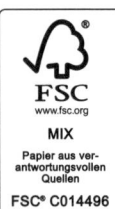

Sämtliche Angaben in diesem Werk erfolgen trotz sorgfältiger Bearbeitung ohne Gewähr. Eine Haftung der Autoren bzw. Herausgeber und des Verlages ist ausgeschlossen.

1. Auflage
© 2019 Ecowin Verlag bei Benevento Publishing Salzburg – München, eine Marke der Red Bull Media House GmbH, Wals bei Salzburg

Alle Rechte vorbehalten, insbesondere das des öffentlichen Vortrags, der Übertragung durch Rundfunk und Fernsehen sowie der Übersetzung, auch einzelner Teile. Kein Teil des Werkes darf in irgendeiner Form (durch Fotografie, Mikrofilm oder andere Verfahren) ohne schriftliche Genehmigung des Verlages reproduziert oder unter Verwendung elektronischer Systeme verarbeitet, vervielfältigt oder verbreitet werden.
Gesetzt aus der Palatino, Abril, Gilroy

Medieninhaber, Verleger und Herausgeber:
Red Bull Media House GmbH
Oberst-Lepperdinger-Straße 11–15
5071 Wals bei Salzburg, Österreich

Satz: MEDIA DESIGN: RIZNER.AT
Umschlaggestaltung: Hauptmann & Kompanie Werbeagentur, Zürich
Printed in Germany
ISBN 978-3-7110-0247-1

Für all jene Menschen, die bereit sind,
Prävention vor Krankheit zu stellen.

Konsequentes Gendern bewirkt aus meiner Sicht nichts Positives für die Lesbarkeit eines Textes. Personenbezogene Aussagen in meinem Buch beziehen sich daher auf alle Geschlechter.

INHALT

Die Lage ist ernst	11
Worum es mir geht	39
Die skelettale Prägung unserer Kleinsten	43
Manifestation und Festigung erster Bewegungs- und Haltungsmuster	43
Erste Fehler und Nährboden für spätere Gesundheitsschäden	47
Die Eltern trifft wenig Schuld	55
Tabuthema vergessene Väter	60
Bucklig in die Kita	67
Kinder ertrinken – aber noch mehr Erwachsene	68
Haltungsschäden – vor dem sechsten Lebensjahr	72
Top am Bildschirm, Flop am Schnürsenkel	87
Kopfschmerzen	88
Albtraum Schulsport	91
Krankmacher Digitalisierung	98
Nominiere E-»Sport« zum Unwort des Jahrzehnts	100
Zwischen Bemutterung und Überforderung	105
Morbus Scheuermann	113
Herz-Kreislauf-Erkrankungen bei Teenagern	114
Gefährlicher Körperkult	115
Arbeitsfähig, aber krank	121
Muskelverspannungen	121
Schulter-Arm-Syndrom	122

Ventrale Haltungsdefizite durch Verkürzungen 123
Managersyndrom Laufsport 125
Venen- und Gefäßleiden 127
Bluthochdruck 130
Blindgänger Betriebssport 136

Von wegen Lebensabend genießen 141
Diabetes 143
Übergewicht 145
Degeneration 149

Impfstoff Bewegung 153
Deshalb ist Sport von klein auf so wichtig 153
Rumpf und Hirn 159
Beschwerden-Management, Vorbeugung
und Ausgleich 164
Gesellschaft der Extreme 171
By fair means – mit fairen Mitteln 174
Normal ist das neue Cool 176
Spitzensport ist ein 80-Stunden-Job 180
Wie bekommen Bewegung und Sport
den Stellenwert, der ihnen gebührt? 182
Das System schließt 193

Dank 204

Glossar 206

Anmerkungen 214

Auf | klä | rung, die
Substantiv, feminin
Bedeutungen (4)

1. völlige Klärung

2. a) Darlegung, die über bisher unbekannte Zusammenhänge aufklärt, über etwas, jemanden den gewünschten Aufschluss gibt
   b) Belehrung über geschlechtliche Vorgänge
   c) Belehrung, Information über politische o. ä. Fragen
   d) Agitation (Gebrauch: DDR)

3. von Rationalismus und Fortschrittsglauben bestimmte europäische geistige Strömung des 17. und besonders des 18. Jahrhunderts, die sich gegen Aberglauben, Vorurteile und Autoritätsdenken wendet

4. Erkundung der militärischen Situation des Feindes

Be | we | gung, die
Substantiv, feminin
Bedeutungen (3)

1. a) das [Sich]bewegen von jemandem durch Veränderung der Lage, Stellung, Haltung
   b) das [Sich]bewegen von etwas

2. inneres Bewegtsein, innere Bewegtheit, Ergriffenheit, Rührung, Erregung

3. a) politisch, historisch bedeutendes gemeinsames (geistiges oder weltanschauliches) Bestreben einer großen Gruppe
   b) größere Anzahl von Menschen, die sich zur Durchsetzung eines gemeinsamen [politischen] Zieles zusammengeschlossen haben

DIE LAGE IST ERNST

Reden wir nicht darum herum: Unsere Gesellschaft befindet sich in einer körperlichen Rückentwicklung, und unsere Lebenserwartung geht zurück.

Wohl nie zuvor wussten wir mehr über unseren Körper und darüber, wie er funktioniert, und die moderne Medizin in Europa befindet sich auf einem unglaublich hohen Niveau. Dennoch bringt eine Studie Beunruhigendes zutage: Die durchschnittliche Lebenserwartung hat sich seit 1950 weltweit um über 20 Jahre erhöht. Das ist erst einmal gut, Österreicher werden heute statistisch gesehen 79,4 Jahre alt, Österreicherinnen 84. In Deutschland und der Schweiz zeigt sich ein ähnliches Bild. Dies geht aus der neuen Studie[1] »*Global Burden of Disease*« hervor, die am 9.11.2018 in der Medizin-Fachzeitschrift *The Lancet* veröffentlicht worden ist und deren Ergebnisse von ORF Science wie folgt vorgestellt worden sind: Im Vergleich zu 1950 ist die Lebenserwartung 2017 weltweit von 48,1 Jahren auf 70,5 Jahre bei Männern und von 52,9 auf 75,6 Jahre bei Frauen gestiegen. Österreich liegt mit 79,4 Jahren beziehungsweise 84 Jahren im westeuropäischen Durchschnitt. Dieser liegt für Männer bei 79,5 Jahren und für Frauen bei 84,2 Jahren. Weltweit schwankt die Lebenserwartung zwischen dem niedrigsten Wert bei den Männern in der Zentralafrikanischen Republik mit 49,1 Jahren und 87,6 Jahren bei den Frauen in Singapur als Spitzenreiterinnen. Der Trend der steigenden Lebenserwartung wird sich allerdings nicht fortsetzen, heißt es in dem Bericht.

Das ist doch merkwürdig, würde man meinen, denn Österreich beispielsweise gehört zu den Ländern mit dem meisten medizinischen Personal. Laut der Studie zählt Österreich neben Andorra, Kuba, Island und elf anderen Ländern zu jenen Staaten der Welt mit den meisten Ärzten, Krankenpflegern und Hebammen im Vergleich zur Einwohnerzahl. Auf dem letzten Platz liegt zum Vergleich demnach das westafrikanische Land Benin. Einen Rückschluss auf die Qualität der medizinischen Versorgung lasse die Studie mit Daten aus dem Jahr 2017 aber nicht zu, das betonen die Autoren ausdrücklich.

Der größte medizinische Fortschritt wurde laut Studie zwischen 1950 und 2017 bei der Kindersterblichkeit (bis zum Alter von fünf Jahren) gemacht. Sie konnte von 216 Todesfällen pro 1000 Lebendgeburten auf 38,9 pro 1000 weltweit gesenkt werden. Trotzdem starben 2017 noch immer 5,4 Millionen Kinder in dieser Altersgruppe. Allerdings hat sich die insgesamt positive Entwicklung in den vergangenen Jahrzehnten laut den Autoren um Christopher Murray, Direktor des *Institute for Health Metrics and Evaluation* an der Universität von Washington (USA), in jüngster Vergangenheit verlangsamt und ist für die Zukunft nicht vorgegeben. In dem Projekt analysieren Forscher bereits seit den 1990er-Jahren die wichtigsten Gesundheitsrisiken der Welt. Für alarmierend halten sie nun, dass mehr als die Hälfte der weltweit 56 Millionen Todesfälle im Jahr 2017 auf nur vier weitgehend vermeidbare Faktoren zurückging: hoher Blutdruck, Rauchen, hohe Blutzuckerwerte und Übergewicht. Alle vier Faktoren gewannen im Vergleich zu 1990 an Bedeutung. Insgesamt waren 2017 über 73 Prozent der Todesfälle auf nicht übertragbare Krankheiten zurückzuführen. An erster Stelle standen dabei Herz-Kreislauf-Erkrankungen (17,8 Millionen Opfer), gefolgt von Krebs (9,6 Millionen Tote) und chronischen Atemwegserkrankungen (3,9 Millionen Todesopfer). Übergewicht und Fettsucht sind weltweit überall auf dem Vormarsch: Mehr als eine Million Menschen sterben bereits an den Folgen von Typ-2-Diabetes. Unspezifische Kreuzschmerzen, Kopfschmerzen und Depressionen sind mittlerweile die häufigsten Ursachen von Invalidität. Während das bereits seit drei Jahrzehnten der Fall ist, rückte mittlerweile Diabetes auf den vierten Platz vor. Für 2017 wurde die Zahl der neuen Fälle von chronischen und schmerzhaften Rückenbeschwerden auf knapp 246 Millionen geschätzt. 995 Millionen Menschen entwickelten Probleme wegen Kopfschmerzen, 258 Millionen Personen erkrankten neu an Depressionen.

Insgesamt bezeichnen die Forscher die globale Gesundheitsentwicklung als beunruhigend. Über viele Jahre habe man sich an Statistiken gewöhnt, wonach die Welt immer gesünder würde. Die aktuelle Studie zeige hingegen, dass sich die Fortschritte verlangsamen und die Entwicklung sehr unausgewogen ablaufe. Es bedürfe großer internationaler Anstrengungen, um Gesundheitsrisiken in allen Teilen der Welt zu reduzieren und die medizinische Versorgung zu verbessern. Die Studie »*Global Burden of Disease*« wurde Anfang der 1990er-Jahre von der US-amerikanischen Harvard University, der Weltgesundheitsorganisation und der Weltbank ins Leben gerufen. Mittlerweile sind über 3500 Wissenschaftler aus mehr als 140 Ländern an dem Projekt beteiligt.

Trotz modernster Medizin ist die durchschnittliche Lebenserwartung also tendenziell rückläufig, und zwar weltweit. Die immer fortschrittlicher werdende Medizin macht die Menschen demnach nicht gesünder, und über diesen Widerspruch sollten wir einmal ernsthaft nachdenken. Ebenso wie über die Tatsache, dass die Hälfte von uns an weitgehend vermeidbaren Erkrankungen stirbt und mehr als eine Million von uns an den Folgen von Übergewicht und Fettsucht. Hochgerechnet

246 Millionen neue Fälle chronischer und schmerzhafter Rückenbeschwerden. Da frage ich mich doch sehr lautstark, was hier nicht stimmt, denn ich glaube nicht daran, dass da allein die Medizin versagt, sondern dass unser eigener Beitrag zu diesen beunruhigenden Zahlen ein nicht zu unterschätzender, der eines kranken und entrümpelungswürdigen Systems aber ein noch viel größerer ist. Es ist Zeit, darüber aufzuklären und einmal laut auszusprechen, was man nicht sagen darf. In meiner Praxis betreue ich unter anderem täglich Patienten, die übergewichtig sind, praktisch aufgehört haben, sich zu bewegen, und mit schweren körperlichen Schäden zu mir kommen. Aber auch solche, die aufgrund ineinander verkeilter und sich gegenseitig behindernder Systeme unverschuldet gesundheitliche Auswirkungen zu tragen haben – missglückte Rückbildung nach Geburten zieht im Verlauf der Monate und Jahre häufig körperliche Beschwerden nach sich, um nur ein Beispiel stellvertretend für viele zu nennen. Es ist das Vermeidbare daran, das mich so schmerzt.

Wenn ich in Statistiken »Rückenbeschwerden«, »Fettsucht«, »Übergewicht«, »chronische Haltungsschäden« und die dazugehörigen Zahlen lese, dann schreit alles in mir: Bewegung! Bewegt euch endlich und tut präventiv etwas für eure Gesundheit, denn das werden weder die Medizin noch das restliche System für euch erledigen!

Noch nie gab es so viele Debatten über alle möglichen Gifte, nie wurde die Ernährungsdiskussion leidenschaftlicher geführt, nie gab es so viele Allergien und Intoleranzen, nie so viele Haltungsschäden und chronische Rückenschmerzen, so viel Fettleibigkeit und so viele Übergewichtige. Wir spüren uns immer weniger und sind nicht mehr in der Lage, unseren Körper zu ordnen und zu fühlen: Wie ist meine Haltung, tue ich mir mit der Art zu sitzen gerade etwas Gutes, oder sollte ich sie verändern, und vor allem wie sollte ich sie verändern? Wo befindet sich mein Brustkorb, wo steht mein Becken – ist das alles in einer Linie, die gut für mich ist? Gibt es etwas an meinem Lebenswandel, von dem ich weiß, dass es meiner Gesundheit schadet? Was kann ich daran ändern? Wir leben in einer Hülle, die gefüttert wird wie ein Auto mit Benzin: immer schön den Tank vollmachen. Die einen schieben alles in sich hinein, ohne darüber nachzudenken, was sie essen und ob das, was sie essen, gut für sie ist. Die anderen übertreiben es völlig mit dem Nachdenken über Ernährung und sorgen mit einseitiger, diätischer und nicht menschengerechter Nahrungsweise höchstpersönlich für ihre gesundheitlichen Beschwerden. Viele versuchen, mithilfe von Pharmazie, Ernährung und allen möglichen anderen käuflichen Stützen, ihre Probleme zu lösen, und scheinen überhaupt nicht darauf zu kommen, aus eigener Kraft, aus eigener Motivation heraus ihren gesundheitlichen Zustand verbessern zu wollen. Abnehmpillen, Abnehmshakes, Appetitzügler, Salze, gegen das eine Gift nehmen wir anderes – wir sind fast genötigt, das alles auszuprobieren, die Werbung ist ja voll damit, und bequem ist es auch, denn in Bewegung kommen müssen wir immer noch nicht.

Die Eigenwahrnehmung und das Eigenbewusstsein sind die Grundlage, Verantwortung für sich und seinen Körper übernehmen zu können. Die mediale und digitale Beeinflussung und die Kurzlebigkeit unserer Wegwerfgesellschaft machen uns nur mehr zu einer Hülle, die nach außen agiert. Die Medizin ist auf die Reparatur dieser Hülle abgestellt, während wir selbst schon lange nicht mehr im eigenständigen Handeln sind. Ursachenforschung? Vorbeugung? Veränderung und Bewegung in das kranke System bringen? Fehlanzeige. Wir sind nicht mehr in der Situation, wo Prävention eine Rolle spielt.

Aber wir sind auch nicht in der Lage wiederherzustellen, was durch mangelnde Aufklärung, fehlende Prävention und ein festgefahrenes System kaputtgegangen ist. Die Folgen falscher, mangelnder oder überhaupt absenter postoperativer Rehabilitationsmaßnahmen sehe ich täglich in meiner Praxis, und es ist die pure Katastrophe, was aus Kostengründen und Bequemlichkeit an unseren Körpern verbockt und verbrochen wird. Notwendige Maßnahmen, deren Kostenübernahme vom System nicht gedeckt, die für Patienten nicht leistbar oder ihnen den Preis einfach nicht wert sind oder bei denen die Teilnahme verweigert wird – »mangelnde Mitwirkung« heißt das in unseren Sozialversicherungsanstalten –, sie kosten das Gesundheitssystem Unsummen.

Für mich war es interessant, beim Erarbeiten dieses Buchtextes, beim Nachdenken, Recherchieren und Diskutieren darüber immer deutlicher zu erkennen, wie substanziell das Thema Bewegung ist, und während der Text von einem Gedanken in den nächsten führt, ist es immer die Bewegung, die einer der wichtigsten Bestandteile meiner Überlegungen ist: Sie ist zugleich Ursache (wo sie fehlt) und Lösung.

Für jemanden wie mich, dessen berufliches und privates Leben sich um Bewegung dreht, ist es freilich selbstverständlicher, darüber nachzudenken, als für andere Menschen, denn aktuell wird unsere Aufmerksamkeit kaum auf dieses Thema gelenkt. Wir kommen eher nur dann darauf, wenn uns Bewegung vom Arzt oder Therapeuten ans Herz gelegt wird, wenn wir krank sind und uns nicht mehr bewegen *können* oder wenn wir gesundheitliche Probleme haben und uns bewegen *müssen*. Wem beim Aufstehen morgens nicht sofort der Schmerz einfährt, der kommt also eher nicht gleich in der Früh auf die Idee, sich über das Thema Bewegung Gedanken zu machen. Der aktuelle Modetrend, Bekleidung in Designs und Schnitten aus Sportarten wie Laufen (Jogginghosen), Turnen (Leggings mit transparenten Stellen) oder Skilanglauf

DENK-ZETTEL FÜR DIE POLITIK:

Schafft endlich mehr Anreize für einen gesunden Lebenswandel!

(Steghosen) und so weiter zu tragen, ist noch so eine Verhöhnung der Bewegung. Sich bewegen, geschweige denn Sport betreiben, werden die wenigsten in diesen Sachen, die meisten flanieren damit höchstens von zu Hause ins Büro und wieder retour oder vom Taxi zur nächsten Eventlocation. Gekauft und getragen werden die Sachen, weil eine mächtige Industrie, die Modeindustrie, dahintersteht und kräftig dafür geworben wird. Die Bewegung müsste schon für sich selbst Werbung machen, aber das kann sie nicht. Wer sich einmal ernsthaft damit auseinandersetzt, in welchen Lebensbereichen tatsächlich der Wille von uns Menschen völlig unbeeinflusst und unmanipuliert ist, wird sich schwertun, einen zu finden. Die Manipulation ist brutal und allgegenwärtig, und bei der Auseinandersetzung mit dieser frustrierenden Tatsache kommt in mir augenblicklich der Wunsch auf, mich freizustrampeln. In Ihnen auch? Da könnten Sie jetzt Pech haben, denn genau das wird den meisten von uns von klein auf abtrainiert, und zwar im Wortsinn. Die dafür notwendigen Impulse und das selbstständige, instinktive Erlernen und Ausführen bestimmter Bewegungen werden uns häufig schon als Baby durch die modernen, sicheren Anschnallsitzmobiliare abgewöhnt und unsere natürlichen Bewegungs- und Verhaltensmuster beschränkt oder entfernt. Zum sicheren Transportieren der Kleinsten im Auto sind Maxi-Cosi und Co. eine unglaublich wichtige, sinnvolle Erfindung, aber leider werden diese Sitze längst nicht mehr nur zum Autofahren benutzt, sondern zum Parken der Kinder, wenn gerade keine Zeit ist, sie im Auge zu behalten.

Für die meisten von uns geht dieses Abtrainieren oder Nichterlernen bestimmter Bewegungen über weite Strecken des Lebens weiter, und erst wenn gesundheitliche Schäden auftreten, wird uns diese Tatsache bewusst. Die kindliche Grundentwicklung ist heute in Summe derart verpfuscht, dass unsere Sportflächen zu Krankengymnastiklokalitäten geworden sind: Von zehn Kindern können nur mehr drei rückwärtslaufen, von zehn Kindern schafft bloß knapp die Hälfte einen Purzelbaum, um nur zwei Beispiele zu nennen. Wie sollen unsere Trainer und Sportlehrer ein sinnvolles Fußballtraining durchführen, wenn sie eigentlich klassische Geh- oder Laufschule nachholen müssten? Damit ist der *Fach*trainer erstens überfordert, und zweitens ist das überhaupt nicht seine Aufgabe. Wenn sich allerdings ein Kind mit so einer vermasselten Grundentwicklung – und sei es nur beim Vorwärtslaufen – verletzt, sind Lehrer, Trainer und so weiter auch noch in der Haftung. Es ist nicht der Job des Trainers oder Sportlehrers, Grundentwicklung zu betreiben, sondern die jeweilige Sportart zu trainieren. Fachtrainer, Kindergärtner und Lehrer werden haftungsrechtlich für Verletzungen und Haltungsprobleme zur Verantwortung gezogen, die von Versäumnissen unserer Gesellschaft herrühren und nicht etwa von einer Verletzung der Aufsichts- und Sorgfaltspflicht bei der Bewegung und beim Sport.

Wir sind in einer Gesellschaft angelangt, wo wir gar nicht mehr merken, wie uns die Manipulation der Industrie, der Wirtschaft und der gehirnwaschenden Digitalisierung zu reinen Marionetten macht: über Seile fremdgesteuert.

Ich will keine Marionette sein. Weder in dieser noch in irgendeiner anderen Gesellschaft.

Während diese Zeilen entstehen, sitze ich auf meiner Terrasse. Was sich da in meinem Blickfeld befindet, sind Ausnahmen: einer meiner Söhne beim Sport, einer meiner Mitarbeiter gemeinsam mit einer Nachwuchsfahrerin des Alpinskikaders beim Training. Meine Tochter mit den drei Nachbarsbuben auf dem Trampolin. Gesunde junge Menschen in gesunden

Körpern mit sichtbarer Freude an der Bewegung. Nichts Außergewöhnliches, mögen Sie vielleicht denken, aber die Statistiken sprechen eine andere Sprache.

»Die äußeren Bedingungen für die Kinder haben sich geändert: Der Anteil jener Kinder zwischen 6 und 13 Jahren, die regelmäßig draußen spielen, ging deutlich zurück: von 73 Prozent 1990 auf 46 Prozent 2004 und 21 Prozent 2009. 2018 gaben nur noch 18 Prozent der Schulkinder an, dass sie (fast) täglich im Freien spielen. Schule und die hohe Mediennutzung sind Zeitfresser der Kinder.«[2]

2018 hat die Weltgesundheitsorganisation wirklich alarmierende Zahlen herausgegeben. 1,4 Milliarden Menschen und damit mehr als ein Viertel der erwachsenen Weltbevölkerung bewegen sich zu wenig, genauer gesagt erreichen sie nicht den Level an körperlicher Aktivität, der aus gesundheitlichen Gründen angeraten wäre. Für Deutschland ermittelten Forscher ebenso wenig schmeichelhafte Daten. Erstaunliche 42 Prozent der Erwachsenen bewegen sich zu wenig, in den USA sind es laut Studie der Weltgesundheitsorganisation 40 Prozent. In Schweden liegt der Anteil der Erwachsenen, die sich zu wenig bewegen, bei 23 Prozent, in Finnland sind es 17 Prozent, die Niederlande bringen es auf 27 Prozent, die Schweiz liegt bei 24 Prozent, und Österreich bringt es auf 30 Prozent.[3] Bewegung im Alltag ist immer weniger selbstverständlich.

Wenn wir krank sind, gibt es viele Systeme, die uns auffangen. Die Verantwortung für unsere Reparatur und Wiederherstellung sehen deshalb nur mehr die allerwenigsten bei sich selbst – diese Kompetenz haben wir längst externalisiert. Wer Zahnschmerzen hat, geht zum Zahnarzt. Der Zahnarzt wird auf Putzfehler oder mangelnde Hygiene hinweisen, das sichtbare Übel beheben, und wenn derselbe Patient in einem halben Jahr mit einem Loch in einem anderen Zahn wiederkommt, geht das Spiel von vorn los. Die Vernachlässigung des eigenen Körpers wird keinerlei Nachspiel für den Patienten haben. Der Weg zu krank machenden Gewohnheiten wie Süchten (Drogen, Medien, Spiel und viele andere mehr) oder Nichtbewegung und Vernachlässigung des Körpers ist damit ein sehr direkter: Wer sich in allem auf andere oder anderes verlässt, ist kein in sich ruhender und stabiler Mensch und ist immens beeinflussbar.

Die »*Global Burden of Disease*«-Studie weist im Jahr 2017 vier Millionen Opiatabhängige und 110 000 Tote weltweit (mit deutlichem Überhang in den USA) aus. Wir sind dazu übergegangen, Schmerz an entsprechende Medikation auszulagern, und so, wie wir ohne Nachdenken anfangen, unsere Kleinsten in ihrer Bewegung einzuschränken, lassen wir den besonders lebhaften Kindern unwidersprochen ADHS (eine Aufmerksamkeitsdefizit-Hyperaktivitätsstörung) diagnostizieren, um die Lösung des Ungemachs sogleich kampflos der entsprechenden Medikation zu überlassen. Ritalin ist zumeist das Medikament der Wahl und fixer Bestandteil vieler Therapien. Ein paar Jahre später, wenn längst austherapiert wurde, nun aber wichtige Abschlussprüfungen anstehen (beispielsweise das Abitur) und Konzentration und Leistungsfähigkeit gefragt sind, erinnern sich viele Eltern und junge Erwachsene an die Wirkungsweise von Ritalin: Es wirkt bei ADHS beruhigend, andernfalls hochgradig aufputschend, konzentrations- und leistungsfördernd.

Wir müssen gar nicht überheblich in den Westen, in die USA blicken, wo derzeit noch ein deutlicher Überhang der weltweit Opiatabhängigen und -toten herrscht, denn in Österreich ist die Verschreibung von Ritalin zwischen 2002 und 2014 um das Zehnfache gestiegen, in Deutschland zwischen 1993 und 2014 um das Fünfzigfache, das berichtete Ludwig

Rauter vom Krankenhaus in Leoben bei einer Apotheker-Fortbildungstagung.[4]

»Heutzutage würde Pippi Langstrumpf mit Ritalin vollgepumpt und von der Supernanny zu Tode pädagogisiert werden.«
(User @alvobe auf Twitter)

Diese automatisierte Problemauslagerungssymptomatik und die daraus resultierende Abhängigkeit begünstigen die Finanzierung des Systems beziehungsweise halten dieses überhaupt aufrecht. Wir werden immer kränker, und während Arm und Reich, Jung und Alt erkrankt und finanziert werden will, verhält sich das System – die Versicherungen ebenso wie das Gesundheitswesen – ruhig. Weder werden Versicherungsmodelle adaptiert noch kommt das Gesundheitswesen seiner Aufgabe nach, den Menschen nicht nur zu zeigen, was sie besser und anders machen könnten, um wieder gesund zu werden oder gesund zu bleiben, sondern sie nötigenfalls auch druckvoll dazu zu motivieren. Es gibt Lobbys, die so stark sind, dass sie Zucker als gesund bezeichnen und bewerben dürfen – wo bleibt die Gesundheits- und Bewegungslobby, die Menschen verbietet, sich zuerst gehen und dann reparieren zu lassen, bis irgendwann selbst die Medizin nicht mehr weiterweiß?

Das Gesundheitssystem in unserer europäischen Gesellschaft ist nicht auf Prävention ausgerichtet, sondern zur Oberflächenmedizin verkommen. Der Kostendruck im Gesundheitswesen verurteilt die Medizin angefangen beim praktischen Arzt bis hin zu den Krankenhäusern dazu, »Menge« zu liefern: Die Patienten müssen Geld bringen, und um Prävention wird sich herumgedrückt, wo es nur geht.

Erst seit Mitte 2018 erhalten Kinder und Jugendliche von 10 bis 18 Jahren in Österreich einmal pro Jahr eine professio-

DENK-ZETTEL FÜR DIE POLITIK:

Wo bleibt die Gesundheits- und Bewegungslobby, die Menschen verbietet, sich zuerst gehen und dann reparieren zu lassen?

nelle Zahnreinigung, damit soll der Anteil der von Karies betroffenen Minderjährigen von aktuell rund 50 Prozent auf unter 10 Prozent sinken, wie dies etwa in Schweden oder Finnland der Fall war.[5]

Als ein Beispiel von vielen im Bereich skelettaler Erkrankungen möchte ich meine Hüftpatienten anführen: Die meisten von ihnen kommen zu mir, ohne dass sie jemals barfuß und in Wäsche untersucht worden wären. Hüftprobleme können unterschiedliche statische Ursachen und ihren Ursprung beispielsweise in den Knien haben oder von Skoliose herrühren, durch die das Becken hochgezogen werden kann. Häufig führen auch diagnostische Versäumnisse im Säuglings- und Kleinkindalter zu späteren Erkrankungen, wie etwa eine falsch oder nicht diagnostizierte Hüftdysplasie, die später zu Hüftarthrose führen kann. So eine Diagnose durch Hose, Hemd und Socken hindurch zu erstellen, ist verantwortungslos. Aus- und Anziehen dauert, und deshalb wird von vielen Medizinern darauf verzichtet.

Viele Menschen trauen der Medizin nicht mehr, sie spüren ja, dass da etwas nicht stimmt. Aber wieder suchen sie die Hilfe woanders, denn in den Arztpraxen und Krankenhäusern hört ihnen kaum mehr jemand zu, weil keine Zeit mehr ist. Dadurch gewinnen Geistheiler, Seelenhebammen, Schamanen und zweifelhafte Heilpraktiker mit exotischen Methoden immer mehr an Bedeutung. Oft mit erschreckenden Resultaten. Ich frage mich, wann wir hören, dass die Sekten wieder auf dem Vormarsch sind.

Wir waren noch nie so viele, aber auch nie einsamer. Wann wird in der Medizin Zuhören wieder als Leistung angerechnet? Wann wird die ganzheitliche Diagnostik, für die sich der Arzt Zeit nimmt, wieder bezahlt? Wann sind wir wieder in der Lage, in der universitären Medizinausbildung angehenden Ärzten und medizinischem Fachpersonal Fühlen, Hören und differenziertes Diagnostizieren beizubringen, ein Gelenk zu spüren, einen Tonus zu erfassen und die psychische Komponente des Patienten in voller Aufmerksamkeit wahr- und ernst zu nehmen? Durch unsere derzeit vorherrschende Bestätigungs- und Absicherungsdiagnostik liegt in der Ausbildung besonderer Fokus auf Verfahren zur schriftlichen oder bildgebenden Diagnostik. Bestätigungs- und Dokumentationsdiagnostik schlägt ganzheitliche Diagnostik. Das ist die traurige Wahrheit. Da der Mediziner nach Zuhören, Fühlen und Spüren das System nicht mit direkter Dokumentation füttern kann, muss er aus versicherungsrechtlichen, betriebswirtschaftlichen und allen möglichen anderen Gründen gar nicht mehr diagnostizieren können. Er muss die Dokumentation mit beweisbaren Verfahren beherrschen. Beim Zuhören, Sehen, Fühlen oder Spüren können dem Arzt Symptome auffallen, die eine Differenzialdiagnostik erforderlich machen, aber die ist zeitaufwendig, aufwendig zu dokumentieren und wird daher total unterdrückt.

Wann sind wir in der Lage, wieder ehrliche Medizin mit fachkompetenten Kräften zu machen, ohne in die Arme dreifach psychisch geschädigter Geistheiler getrieben zu werden, die in ihrem eigenen Leben abgerutscht sind, selbst nichts auf die Reihe bekommen haben und nun plötzlich anderen mit Rat und Tat, und wenn das nicht hilft, mit Zauberei zur Seite stehen? Ich muss nicht jedes Mal dazuschreiben, dass es auch Ausnahmen gibt, aber im Falle der Geistheiler steht hier völlig absichtlich nichts dergleichen.

Dieses Spiel gibt es übrigens auch in der Wirtschaft. Manager holen Unternehmensberater ins Haus, tolle Persönlichkeiten in Anzügen, die inmitten ihres Karrierehochs plötzlich der Ruf ereilte, Unternehmensberater zu werden. Da wird nicht lange gefragt, warum, wieso, was ist passiert? – Hauptsache, jemand sagt uns, was zu tun ist. Solange uns nur jemand zuhört und solange uns jemand sagt, was zu tun ist, fühlen wir uns sicher und sind wir bereit, die Augen vor der Realität zu verschließen.

Warum sponsern Wirtschaft und Industrie lieber im Bereich Höchstleistung, als Projekte zu unterstützen und zu finanzieren, die sich mit gesunder Bewegungsentwicklung von klein auf mit dem Ziel eines lang anhaltenden und gesunden Lebens beschäftigen?

Das Verbands- und Vereinswesen im Bereich Bewegung und Sport im deutschsprachigen Raum ist so wenig auf gemeinsame Standards und eine gemeinsame Mission fokussiert, wie unser Gesundheitswesen auf Prävention ausgerichtet ist.

Im Prinzip sollte es in einem Verein oder Verband um die Verfolgung gemeinsamer Interessen und Ziele gehen, gleichzeitig gilt es aber auch, den Verband per se und seine Aktivitäten und Akteure zu finanzieren. Bei der freiwilligen Feuerwehr auf dem Land ist das noch verhältnismäßig einfach, bei einem Skiverband mit vielen Angestellten und unterschiedlichen Disziplinen unter einem Dach wird es schon komplizierter. Die Interessen verschieben sich, denn »da verbandliche Einheiten, Bereiche oder Ressorts ihre Mittel oft nicht selbst erwirtschaften, sondern Ressourcen aus dem pauschal zur Verfügung stehenden Budget oder aus staatlichen Fördermitteln zugeteilt bekommen, kann mit einer günstigen Darstellung der eigenen Tätigkeit erreicht werden, mehr Mittel zu erhalten als andere«.[6] Viele Dachverbände beziehen staatliche Förderungen über ihre Mitgliederzahlen, weshalb die Bereitschaft zur Bereinigung der Datenbanken häufig gering ist, und Statistiken, die sich auf Mitgliederzahlen von Vereinen und Verbänden beziehen, haben oft nur geringe Aussagekraft hinsichtlich tatsächlich aktiver Sporttreibender – wir wissen nicht, ob die Karteileichen sich noch bewegen.

**DENK-ZETTEL
FÜR DIE POLITIK:**
Wann wird in
der Medizin Zuhören
wieder als Leistung
angerechnet?

Eine strategische Verbandsführung steht angesichts knapper Mittel vor der Aufgabe, Prioritäten in Leistungsbereichen zu setzen und Ressourcen nach der jeweiligen strategischen Attraktivität zu verteilen. Da mit einer solchen Mittelverteilung in der Regel eine Umverteilung verbunden ist, stößt sie in Verbänden natürlich auf erhebliche Widerstände. Budgets werden verteidigt und führen zu Ressourcenstarrheit.[7]

Das Szenario ergibt nun, umgelegt auf alle Verbände eines Landes, die sich der Bewegung und dem Sport verschrieben haben, ein Bild von Ungleichverteilung, Starrheit und Egoismus, denn die derzeitige Struktur, nicht nur des deutschsprachigen, sondern größtenteils auch des europaweiten Verbandswesens, ist eine föderale, die eine hohe Autonomie der einzelnen Verbände gewährleistet. Die Sachfrage der Mittelverteilung ist demnach eine, die aus meiner Sicht nur nach dem Prinzip der Chancengleichheit für alle erfolgen kann – für alle Vereine und Verbände, für Behindertensport ebenso wie für den Spitzensport, und insbesondere ist eine Umverteilung der Mittel mit Fokus auf eine gesunde Bewegungsentwicklung aller Altersstufen einfach unabdingbar.

Gemeinsames Bewegen nach gesundheitsfördernden Standards und geeigneten Maßstäben bei den Ausbildungen und Inhalten sollte das übergeordnete Ziel sein, stattdessen kocht jeder Verband seine eigene Suppe. An einer ernst gemeinten Koordination von guten Einrichtungen, die es bereits gibt, Behörden und Verbänden mit ihren Lehrplänen und Sportstätten scheint niemand interessiert zu sein. Zwar bin ich der Ansicht, dass – mit Ausnahmen – falsch ausgeübte Bewegung besser ist als keine Bewegung, aber ich frage mich, ob uns allen bewusst ist, welches Potenzial wir mit unserem regen Vereins- und Verbandsleben verschenken, in dem Vereine und Verbände ins Blaue agieren, auf sich bedacht, anstatt sich dem gemeinsamen Ziel der Gesundheitsvorsorge zu verschreiben.

Nach optimalen Qualitätsmaßstäben in durchdachten, sinnvollen Lehrplänen zu agieren, auf richtige Vermittlung und Ausführung dieser Lehrinhalte trainiert zu werden heißt doch nicht, dass der Spaß und die Freude am Vereinsleben verschwinden müssen und die jährliche Faschingsfeier vom Turnverein entfallen muss!

Wir schicken unsere Kinder ohne Bedenken zum Kinderyoga in fragwürdige Einrichtungen mit noch fragwürdigeren Lehrplänen und null fachlicher Kompetenz bei der Ausführung der Übungen oder pilgern selbst dorthin, im Designeroutfit mit Wasserflasche und Yogamatte unter dem Arm, wie das halt gerade so in ist – wer sich gruseln will, soll mir bitte schreiben, dem verrate ich, wie viele Yogajünger ich Woche für Woche in meiner Praxis wiederherzurichten versuche –, aber in den Städten, zum Beispiel Wien, stutzen wir die Äste der Bäume, damit kein Kind hinaufklettern, herunterfallen und sich wehtun kann. Ein Bild, das sich symbolisch durch alle Entwicklungsstadien unserer Bewegung und Gesundheit zieht, und zwar von klein auf: Uns werden die Äste abgesägt, auf denen wir sitzen.

Die Art, wie wir unsere Kinder seit einigen Jahrzehnten des Wohlstands bemuttern und überbefürsorgen, hat einen hohen Preis. Wir produzieren bewegungslose junge Menschen. Wir möchten unseren Kindern keine Belastung mehr zumuten, aus Bequemlichkeit, aus fehlendem Vertrauen unseren Kindern gegenüber, aus Schuldgefühlen, weil wir zu wenig Zeit für sie aufbringen. Vom Säuglingsalter an versuchen wir, ihnen jegliche Eigenverantwortung abzunehmen, jede Aufgabe so leicht wie möglich zu machen oder sie ihnen erst gar nicht zuzumuten. Das eigene Handeln, Lernen, der Umgang mit Neuem, einer Herausforderung oder einem Problem zu begegnen, die dafür notwendige Fantasie aufzubringen und sich die entsprechenden Fertigkeiten und Handlungsweisen dafür anzueignen – all das ist mitentscheidend dafür, dass man als Mensch existieren und später als reifes, erwachsenes, eigenständiges Individuum erkannt werden kann. Wer weiß, wie die Welt von oben aussieht, wenn er noch nie auf einem Berg war? Wie sieht die Welt aus drei Metern Höhe aus – wie viele Kinder wissen das heute noch?

Bewegung und gesunde Bewegungsentwicklung birgt so viele positive Erlebnisse, dass vieles Negative dahinter verschwinden kann. Wenn ein Mensch kein Problem, keine Sorgen, keine Schwierigkeiten, keine auch noch so alltäglichen Herausforderungen und Hürden allein und eigenständig lösen muss, weil ihm jede Verantwortung abgenommen wird, ist, einmal angenommen, bei einer optischen Unzulänglichkeit der Weg zur Schönheitsoperation nicht weit: Erstens ist das Auslagern zur Gewohnheit geworden, und zweitens hat so ein unsicherer und unselbstständiger Charakter auch nie gelernt, sich zu spüren und zu sich zu stehen. Wem alles abgenommen wird, wer nie gelernt hat, sich anzustrengen, der verpasst so viele Glücksmomente. Wer das erste Mal aus eigener Kraft auf einen Baum geklettert ist, wer nach langem Üben seinen ersten Salto auf dem Trampolin geschafft hat, wird wissen, was ich meine. Wer keinen Erfolg hat, hat keine Glücksgefühle. Eine Grenze zu überschreiten, über sich hinauszuwachsen löst pure Glücksgefühle mit Wellen an Glückshormonen aus. Viele Kinder kennen das kaum oder gar nicht mehr. Das Wasser ist zu kalt? Wir verlassen uns auf den Bademeister oder die Ente im Pool mit dem Thermometer dran – sie sagen uns, das Wasser sei zu kalt, dabei haben wir doch unsere Thermorezeptoren, die uns unmissverständlich signalisieren, wenn das Wasser *wirklich* zu kalt ist. Warum hören wir zur Abwechslung nicht einmal auf die und geben auch unseren Kindern die Chance dazu, es auszuprobieren und sich auf ihren Körper zu verlassen? Ein mutiger Sprung ins kalte Wasser, und sich danach von oben bis unten zu spüren, produziert keine Erkältung und stabilisiert das Immunsystem.

Sport und Bewegung sind eine Möglichkeit, die Charakter bildet, ebenso wie Kultur und Kunst (und natürlich vieles mehr). Der Begriff Charakterbildung mag fürs Erste etwas altbacken anmuten, und ich spreche hier auch nicht etwa von der Vermittlung religiöser oder sonstiger Tugendideale.

Das Fünf-Faktoren-Modell[8], auch OCEAN-Modell genannt, ist ein Modell aus der Persönlichkeitspsychologie (OCEAN nach den fünf Anfangsbuchstaben: *Openness, Conscientiousness, Extraversion, Agreeableness, Neuroticism*). Ihm zufolge gibt es fünf Hauptdimensionen der Persönlichkeit eines Menschen, die bei jedem von uns unterschiedlich ausgeprägt sind und die in Summe unseren Charakter ausmachen:

1. Offenheit für Erfahrungen (Aufgeschlossenheit)
2. Gewissenhaftigkeit (Perfektionismus)
3. Extraversion (Geselligkeit)
4. Verträglichkeit (Rücksichtnahme, Empathie, Kooperationsbereitschaft)
5. Neurotizismus (emotionale Labilität und Verletzlichkeit)

Ich bin überzeugt, dass unsere Hobbys unseren Charakter sehr intensiv prägen – denken Sie bitte einmal Bewegung und Sport über jeden einzelnen der fünf obigen Begriffe. Egal ob Sie an Volleyball, Skifahren, Wandern oder Pilates denken – Sie kommen unabhängig von der Ausprägung der einzelnen Attribute weder ohne Aufgeschlossenheit, Perfektionismus, Geselligkeit, Empathie, Rücksichtnahme oder Verletzlichkeit aus. Ein Blick ins Berufsleben und meine eigene Erfahrung bestätigen mir das. Wer viel Sport betrieben hat oder betreibt, wer gelernt hat, auf sich zu achten und seinen Körper zu trainieren, zu benutzen, zu spüren, der besitzt automatisch Durchhaltevermögen, entwickelt wie von selbst Fantasie und Lösungsstrategien dafür, wie er an sein Ziel kommen kann. Ein Mensch, der Gewinnen und Verlieren gelernt, von klein auf Höhen und Tiefen erlebt hat, der ist in der Lage, bei Bedarf Biss, Zielstrebigkeit und Ausdauer abzurufen. Wäre ich Personalverantwortlicher, wäre mir statt eines Notendurchschnitts von 1,0 lieber, ich sähe im Lebenslauf einen Hinweis auf Sport oder Kunst. Ich kenne unglaublich viele außergewöhnlich gute Manager, Ärzte und Professoren, die Sportler, aber nicht immer die besten Schüler waren.

Die Entwicklung und Förderung von Interessen junger Menschen, von Lebensinhalten, aber auch von Rechten und Pflichten wird heute sehr schwammig gesehen. Unsere Gesellschaft produziert zunehmend junge Menschen, die sehr oft nur mit extrem hohen Reizen – ob das jetzt ausufernde Feierlichkeiten sind, Komatrinken oder alle möglichen Drogen – Emotion spüren und Entspannung finden können. Die Reize sind immanent hoch, und die Realität ist völlig verschwommen. Digitale Medien, Fernsehen, Apps und Spiele sind nicht nur eine dauernde Reizüberflutung, sondern auch eine Entnahme der eigenen Fantasie, Kreativität, des eigenen Gefühls, des eigenen Spürens, sodass die Entwicklung des Gehirns und des Durchhaltevermögens, aber auch der soziale Umgang mit dem Umfeld in ihrer Priorität immer mehr in die Gleichgültigkeit abrutschen. Wie soll ein Mensch, der im Spiel zerstört, bombt, Explosionen auslöst, in einem Spiel Hunderte von Menschen tötet, noch eine Moral entwickeln, die ihren Namen verdient? Wie soll ein Mensch überhaupt noch eindeutig differenzieren können zwischen Spiel und Realität? Wenn ein Mensch seine digitalen Helden hat und Verlust und Sieg nur mehr über

Punktzahlen am Bildschirm zu Höhen und Tiefen in seiner Emotion führen, wie soll so jemand aus eigenem Antrieb ein Gefühl entwickeln für Erfolg und Nichterfolg im realen Leben?

Für mich ist es erschreckend zu sehen, wie in allen Formen von Beziehungen die Abstumpfung und Gleichgültigkeit in unserer Gesellschaft immer weiter zunimmt. Es gibt kaum noch Tabus, weder bei der Darstellung von Gewalt noch von sexuellen Inhalten. Wenn einem Spieler an der Playstation eine Figur nicht gefällt oder das Pokémon zu langsam ist, wird es auf Knopfdruck ausgetauscht. Wenn es in unserer Austausch- und Wegwerfgesellschaft so einfach ist, per Klick neue Wege zu gehen, wo und wie soll unsere Jugend heute noch lernen, sich für Werte wie Familie, Partnerschaft oder Freundschaft einzusetzen? Wie sollen unsere Kinder lernen, dass ihre Gesundheit zum größten Teil in ihrer eigenen Hand und in ihrer eigenen Verantwortung liegt, wie sollen unsere Kinder lernen, dass Sport und Bewegung ein unverzichtbarer Teil auf dem Weg zu einem langen und gesunden Leben sind, wenn wir ihnen tagein, tagaus das Gegenteil vorleben? Wann werden die Rufe endlich laut genug, dieser Entwicklung entgegenzuwirken und unsere Kinder zu mehr Leistung, Sport und Bewegung zu bewegen? Wie sollen ein zu dicker Arsch, der einfach abgesaugt, ein Gesicht, das abends mal schnell aufgespritzt, und ein Bauch, der vor dem Urlaub schnell gestrafft wird, dazu führen, dass künftig nicht alles, was unser Missfallen erregt – von der Nase bis hin zur Partnerschaft –, einfach ausgetauscht wird? Wegwischen, Wegsaugen, Austauschen, Wegschneiden, Löschen, Blockieren – ich frage mich, wann der Zeitpunkt gekommen ist, in dem keine Fülle mehr übrig ist und wir endlich wieder ans Hinzufügen denken.

Verzweifeln könnte ich angesichts der unüberschaubaren Größe dessen, was hier angegangen werden muss, aber uns scheint es geradezu zu gefallen, uns entmündigen zu lassen. Dabei bin ich kein Gegner des Fortschritts. Es ist schon beeindruckend, was wir zu leisten imstande sind, wie wir gerade jetzt auch in der Autoindustrie miterleben dürfen. Ich bin gespannt, wie sich das Verhalten der Menschen verändert und was es mit unserer Gesellschaft machen wird, wenn die Menschen nicht einmal mehr im Straßenverkehr Verantwortung übernehmen und nicht mehr selbst fahren müssen. Traurig genug, dass das scheinbar die einzige Möglichkeit ist, unsere Unfallstatistiken nach unten zu bewegen. Anstatt uns darauf zu konzentrieren, was uns im Straßenverkehr immer wieder falsch handeln und die Kontrolle verlieren lässt, wählen wir wieder den Weg der Entmündigung und des Auslagerns: Wir betreiben selbst im Straßenverkehr und im Transportwesen Oberflächenmedizin. Es scheint uns zu gefallen, unsere letzten Reste von Eigendenken, Eigenengagement und Initiative auch noch abzugeben. »Alexa, bitte sag dem Rasenmäher, er soll dem Fernseher sagen, dass er den Staubsauger fragen soll, wie spät es ist.«

Ich stelle an mir selbst fest, dass die Modernisierung unserer Telefone, die Navigationssysteme in unseren Autos und so weiter mich und das Trainieren und Funktionieren meines Gehirns auch komplett verändert haben – und das in durchaus kurzer Zeit. Früher habe ich mir eine Wegstrecke, die ich zum ersten Mal gefahren bin, nach diesem einen Mal eingeprägt. Heute scheine ich nur mehr unterbewusst im Auto zu sitzen und das Bewusstsein des Fahrens an mein Navigationssystem abgegeben zu haben mit dem Effekt, dass ich die Strecke nach dem dritten Mal immer noch nicht kenne. Früher hatte ich richtig viele Telefonnummern im Kopf, heute weiß ich nicht einmal die meiner allerengsten Familienmitglieder auswendig. Das Navigationssystem (stellvertretend für viele technologische Novitäten) ist bequem, und es ist praktisch, aber das beschriebene Ergebnis meiner Selbstbeobachtung ist mit Sicherheit ein kleines, aber deutliches Indiz dafür, dass uns die Digitalisierung vieles erleichtert, gleichzeitig aber Eigenentwicklung verhindert, reduziert und uns täglich ein Stück weit mehr entmündigt. Da stellt sich mir die Frage: Entwickelt sich der Mensch wirklich weiter? All das fördert auch die Bequemlichkeit – ist die immer gut für uns Menschen? Sehr gern hätte ich in den ersten Wochen der Buchtextentstehungsphase einen Schotterroboter gehabt, der für mich den Graben um den neuen Pool herum auffüllt. Ich hatte keinen. Ich habe es selbst gemacht, und wissen Sie was? Ich hatte Zeit zum Nachdenken, und während der Arbeit beinahe ins Meditieren zu geraten – und das Gefühl, es selbst gemacht zu haben, ist einfach unschlagbar!

Gesunde Ernährung, richtige Ernährung, ethisch einwandfreie Ernährung – was wissen wir nicht alles über Ernährung. Solange Schokolade für die Kleinen noch als gesundes Milchprodukt verkauft werden darf, brauchen wir eigentlich überhaupt nicht über gesunde Ernährung zu sprechen. Mir wäre lieber, wir wüssten ebenso viel über den Wert gesunder Bewegung. So einfach ist das.

Wenn Eltern nicht aufpassen, zu welchen Produkten sie greifen, werden schon Säuglinge mit Aromastoffen, Geschmacksstoffen, Zucker, Designs und Farben – entwickelt von modernen Wissenschaftlern, Verhaltenswissenschaftlern, Ernährungswissenschaftlern, die in der Wirtschaft und Industrie damit ihr Geld verdienen – beeinflusst, mit dem Ergebnis, dass viele Kleinstkinder bereits markenbezogene Babynahrungspräferenzen entwickeln und so bereits auf die nächsten Schritte der ungesunden Ernährung vorbereitet werden.

Warum sollen wir uns bewegen, wenn der Schönheitschirurg die entstehenden körperlichen Unansehnlichkeiten für ein paar Tausend Euro ausgleicht? Warum sollen wir uns vorsorglich über unsere Gesundheit Gedanken machen, wenn Ärzte, Krankenkassen und Systeme ohnehin dafür zuständig sind, uns im Krankheitsfall zu helfen? Warum sollten wir über unseren Charakter nachdenken, über unsere Haltung, wo wir doch jeden wegklicken und blockieren können, der uns nicht gut findet? Warum sollten wir uns etwas Gutes tun und uns bewegen, wenn über sämtliche Kanäle Botschaften zu Nichtbewegung, Statik, ungesunder Ernährung und Bequemlichkeit in unsere Gehirne gespielt werden, während sich Vitalität und Gesundheitsprävention in keiner Werbung finden – und wenn, dann mit bildhaften Vorgaben, die für den Normalverbraucher schon wieder zu große Hürden sind?

Arbeitsfähig, aber chronisch krank. Das ist es, was das System derzeit aus uns macht. Ich frage mich, was das System macht, wenn »arbeitsfähig« bei immer mehr Menschen wegfällt.

Von Ihrer Gesundheit, liebe Leser, profitieren nur wenige, insbesondere Sie selbst und Ihre Lieben. Aus diesem Grund sind Werbeblöcke so rar, die sich mit der Prävention von Krankheiten und einer wirklich gesunden Lebensweise beschäftigen. Bemühen Sie sich aus eigener Kraft um Aufklärung und lassen Sie Bewegung in jeder erdenklichen Hinsicht in Ihr Leben!

**DENK-ZETTEL
FÜR DIE POLITIK:**

Arbeitsfähig, aber chronisch krank. Das ist es, was das System derzeit aus uns macht. Was passiert, wenn „arbeitsfähig" bei immer mehr Menschen wegfällt?

WORUM ES MIR GEHT

Was auf den ersten Seiten hoffentlich wie ein leidenschaftliches Plädoyer klang und nicht wie ein Einmalrundumschlag eines grätigen Physiotherapeuten, ist eine Symbiose meiner eigenen Geschichte, meiner beruflichen Erfahrung und meiner tiefen Auseinandersetzung mit den Ursachen für die Krankheitsbilder und Symptome, denen ich Tag für Tag in meiner Praxis begegne. Ich sehe Symptome, die erblich bedingt und/oder ohne Eigenverschulden entstanden sind. Ich sehe ineinander verkeilte und auf Spezialistentum ausgerichtete Systeme, die eine ganzheitliche Diagnostik verhindern und erschweren. Ich sehe eine Gesellschaft, die nicht mehr Herr ihrer eigenen erschaffenen Technik ist und sich in einer körperlichen Rückentwicklung befindet. Ich sehe das Entstehen von Krankheitsbildern und Symptomen aufgrund von Bewegungsmangel und Haltungsfehlern, die eng mit vielen dieser Technologien zusammenhängen, und ich sehe die Vorlebensfehler, die dazu führen.

Wenn ich von Vorleben spreche, meine ich nicht etwa ein früheres Leben, sondern das Wirken unserer Vorbilder auf unser eigenes Verhalten. So funktioniert der Mensch: Wir kopieren, was uns gefällt, wir ahmen nach, weil wir noch keine Alternativen kennen, und wir grenzen uns ab – allerdings erst sehr viel später – von dem, was wir nicht übernehmen möchten, seien es Handlungsweisen oder Charakterzüge.

Wer von seinen Eltern, Obhutspersonen und Vorbildern nicht gelernt hat, Freude an Sport und Bewegung zu haben, wird vielleicht erst sehr viel später seine Freude daran finden – oder aber auch überhaupt nicht mehr.

Fest steht, dass entwicklungsaufhaltende Fehler, Bewegungsmangel und Haltungsfehler Spätfolgen in unserem Körper und Organismus heranzüchten, mit denen wir irgendwann im Laufe unseres Lebens konfrontiert werden. Ich sehe mehr Vermeidbares in meiner Praxis als Unausweichliches, und die Frage, weshalb wir gegen dieses Vermeidbare nicht so viel mehr tun, beschäftigt mich seit Jahrzehnten. Was ist es nur, das uns in jeder Hinsicht so bewegungslos werden ließ, und wie können wir dagegen ankämpfen? Nicht alle, aber ein paar Antworten habe ich gefunden.

Was mich antreibt, ist die Vision einer umfassenden Aufklärung, was Bewegungsmangel und Unsportlichkeit über ein ganzes Leben hinweg mit unserer Gesundheit und unserer Psyche anstellen.

Die Motivation für mein Buch ist neben Aufklärung auch die Idee, dass ein umfassenderes Verständnis etwas in Bewegung setzen kann: Ein neuer Blick auf eine Sache, ein Mehr an Verständnis setzen vielleicht Aktion in Gang, sei es in der Vorbildwirkung oder in Gestalt eines neuen Verantwortungsbewusstseins dem eigenen Körper, der eigenen Gesundheit gegenüber. Ich möchte gern, dass Sie nach dem Lesen meines Buches einen klaren Blick auf Vermeidbares und Unausweichliches haben. Ich möchte, dass Sie den Unterschied erkennen. Ich möchte, dass Sie klar erkennen, welchen Beitrag Sie selbst zu Ihrer Gesundheit oder Krankheit leisten oder leisten können. Und ich möchte, dass Sie darauf reagieren und die Selbstverantwortung wiederentdecken. Irgendwann haben wir Menschen in Gesundheitsdingen umgeschaltet – von Bringschuld auf ein Holverständnis. Stellen Sie sich vor, die Verkehrsampeln würden abgeschafft. Wie wach und aufmerksam würden Sie fortan durch das Leben laufen! Sie würden sich in alle Richtungen umblicken und auf sich und andere achtgeben. Sie würden nicht riskieren, dass Sie mit jemandem zusammenstoßen. Sie würden sich und Ihre Umwelt viel mehr wahrnehmen, wenn Sie sich nicht auf Ampelfarben verließen, sondern auf Ihren Instinkt, und Sie würden sich an irgendwann einmal erlernte Verkehrsregeln sowie Regeln eines umsichtigen Miteinanders erinnern.

Carla und Conrad sind zwei Menschen, die uns ab diesem Teil des Buches begleiten werden. Die beiden habe ich mir ausgedacht, um etwas anschaulicher darstellen zu können, wie sich entwicklungsaufhaltende Fehler, Unwissenheit, mangelnde Aufklärung, Haltungsfehler und Bewegungsmangel im Laufe eines Menschenlebens auf unsere Gesundheit, unser Wohlbefinden und unsere Lebensqualität auswirken können.

»*Gesundheit ist die erste Pflicht im Leben.*«
(Oscar Wilde, 1854–1900)

DIE SKELETTALE PRÄGUNG UNSERER KLEINSTEN

Manifestation und Festigung erster Bewegungs- und Haltungsmuster

Schon ab dem vierten Schwangerschaftsmonat bewegt sich ein Kind im Mutterleib regelmäßig, und wenn es auf die Welt kommt, hat es bereits viele fertige Bewegungsmuster in sich, die sich teilweise aber noch einmal reduzieren. Den Gehreflex bringt ein Säugling beispielsweise schon aus dem Mutterleib mit auf die Welt, und er könnte theoretisch reflektorisch gehen. Das Baby muss das Gehen aber noch unterdrücken beziehungsweise den Reflex herunterreduzieren, weil sein Gehirn Distanz, Gefahr, Höhe und Tiefe geistig noch nicht umsetzen und übersetzen könnte. Fehlt dieser Grundreflex, kann das ein Hinweis auf ein neurologisches Problem sein, wie etwa eine Zerebralschädigung oder eine Schädigung in den neuralen Strukturen des Körpers. Ein Kind mit Sauerstoffmangel bei der Geburt oder eines, das im Mutterleib zu lange in Fehllagen war, könnte ebenfalls fehlende oder nicht ausreichend ausgeprägte motorische Reflexe haben, um wenige Beispiele zu nennen. Babys sind bei der Geburt bestens auf das Leben da draußen vorbereitet, denn sie sind mit einer Reihe von ziemlich raffinierten Reflexen ausgestattet, die ihnen letztendlich beim Überleben helfen[9]:

Atemreflex: Der erste Reflex des Neugeborenen ist der Schrei, dann geht es in die Eigenatmung über, und das Leben kann losgehen.

Suchreflex: Das Baby ist auf Nahrungsaufnahme programmiert. Es wird direkt nach der Geburt ganz instinktiv die Brust der Mutter suchen. Ein leichtes Streicheln an der Wange genügt als Reiz, und das Baby wird sich in diese Richtung drehen, seinen Mund öffnen und beginnen zu saugen. Besonders ausgeprägt ist dieser Reflex kurz nach der Geburt.

Saug- und Schluckreflex: Wenn das Baby die Brust gefunden hat, dann beginnt es sofort, daran zu saugen. Hier greift der sogenannte Saug- und Schluckreflex. Sobald dem Baby etwas in den Mund gelegt wird – sei es nun die Brustwarze oder der Nuckel des Fläschchens –, beginnt es, daran zu saugen und die Nahrung zu schlucken. Damit sind zwei wichtige Punkte des Überlebens gesichert: Essen und Trinken.

Greifreflex: Babys können schon richtig fest zupacken. Grund dafür ist der Greifreflex. Streicheln Sie über die Handinnenfläche eines Babys, wird es sofort zupacken. Durch die häufige Wiederholung dieser Bewegungsabfolge trainiert das Baby das Greifen und wird es immer besser gezielt steuern können. Das Gleiche gilt für das gezielte Loslassen, das aber können Babys erst viel später bewusst steuern.

Geh- oder Schreitreflex: Noch lange bevor das Baby laufen kann, wird es seine ersten Schritte machen. Zumindest fast: Hält man das Baby aufrecht und stellt es auf die Fußsohlen, beziehungsweise berühren diese eine feste Fläche, dann wird es instinktiv Schreitbewegungen machen. Den Schreitreflex kann man aber auch im Liegen beobachten: Das Baby kann sich auch schon mit den Beinchen abstoßen.

Moro-Reflex: Der Moro-Reflex ist ein wichtiger Indikator dafür, ob der Gleichgewichtssinn des Babys richtig funktioniert. Der Reflex wird ausgelöst, wenn das Baby überraschend nach hinten fällt oder geneigt wird. Dann reißt das Baby ziemlich heftig seine Arme nach vorn, spreizt seine Finger, öffnet den Mund und wirft den Kopf nach hinten. Diese heftige Reaktion kann unerfahrene Eltern schon etwas verunsichern, vor allem weil der Moro-Reflex auch durch eine Schrecksituation ausgelöst werden kann. Sogar im Schlaf ist dieser frühkindliche Reflex zu beobachten. Oft wachen die Babys durch ihre eigenen Bewegungen dann wieder auf.

Asymmetrisch tonischer Nackenreflex: Auch dieser Reflex ist für den Gleichgewichtssinn des Babys zuständig, beziehungsweise hilft er dabei, diesen zu trainieren. Neigt man den Kopf des Säuglings zum Beispiel nach rechts, so wird das Baby als Reaktion darauf sein rechtes Bein und den rechten Arm ausstrecken, die Extremitäten der linken Seite werden angezogen. Dieser frühkindliche Reflex, manchmal auch Fechterstellung genannt, sollte mit etwa einem halben Jahr verschwinden. Andernfalls wird das Kind nicht gut krabbeln können und beim Laufenlernen Schwierigkeiten mit dem Gleichgewicht haben.

Atemschutzreflex: Durch den Atemschutzreflex stellt der Körper sicher, dass kein Wasser in die Lunge des Babys gelangt. Sobald Mund und Nase des Säuglings mit Wasser in Berührung kommen, verschließen sich seine Atemwege. Er ist ebenfalls nur für ein paar Monate nach der Geburt aktiv und verschwindet dann. Deshalb ist auch das Babyschwimmen nur in einer relativ kurzen Zeitspanne möglich.

Alle diese frühkindlichen Reflexe werden insbesondere in den Tagen nach der Geburt, aber auch in der Zeit danach regelmäßig vom Kinderarzt untersucht und getestet: Laufen sie nach den richtigen Bewegungsmustern ab? Verschwinden sie mit zunehmender Hirnreife wieder? Diese Fragen helfen dem Arzt dabei zu beurteilen, ob ein Kind gesund ist und ob es sich gesund entwickelt. Werden diese Reflexe nicht richtig oder zu spät abgebaut, kann das zu Entwicklungsstörungen führen. Die meisten dieser Baby- oder Neugeborenenreflexe verschwinden innerhalb der ersten Lebensmonate und werden dann von koordinierten Bewegungen abgelöst.

Nur Tiere, die in geschützten Verhältnissen wie Höhlen leben, sind anfangs nicht in der Lage, sich zu bewegen. Steinbockbabys hingegen folgen der Mutter am zweiten Tag nach der Geburt in den Fels. Die Natur richtet sich nach den Bewegungsmöglichkeiten aus: Tierbabys, die noch nicht so mobil sind, verbleiben im Rudel, im Verbund der Herde, die Schutz bietet.

Während viele Tiere sofort nach der Geburt laufen können, wäre ein Baby noch gefährdet. Es hat weder die notwendige Sehkraft, die muskuläre Leistungsfähigkeit noch die motorische Gehirnleistung, seine Motorik in geistige Vernunft umzuwandeln. Die in der Veranlagung bereits vorhandene Bewegung muss also erst erlernt werden. Das Baby muss lernen, aus der Rückenlage in die Bauchlage zu kommen, es muss lernen, zu sitzen und aus der Horizontalen in die Senkrechte zu kommen. Es muss lernen, ein Gleichgewichtssystem zu bilden, um visuelle Systeme, seine Sinnesorgane, zu entwickeln, um dann in erste Bewegung kommen zu können. Es fängt an, Bewegung durch Drehen in Verbindung mit Distanzveränderung zu erleben, was im abgegrenzten Bereich des Mutterleibs noch nicht möglich war. Es lernt dann, weil es auf vier Beinen sicherer ist als auf zwei, sich über den gesamten Körper zu stabilisieren, Gleichgewicht herzustellen und ins Krabbeln zu kommen. Dieses Krabbeln ist ein unglaublich wichtiger Entwicklungsschritt für Distanzverhalten, Geschwindigkeitsverhalten, Spielverhalten, die Zentralisierung des Körpers, Gleichgewichtsverhalten und für die gesamte Entwicklung des Stützapparats – muskulär und hinsichtlich der Mobilität der Gelenke und der Wirbelsäule.

Erste Fehler und Nährboden für spätere Gesundheitsschäden

Die Eltern von Carla und Conrad sind Nachbarn. Carla und Conrad sind am selben Tag geboren. Conrads Mutter ist ein wenig gestresst, denn Conrad weint gefühlt den ganzen Tag, in der Wippe ist er noch am ruhigsten. Carlas Mama hat es ein wenig leichter, die Geburt war im Gegensatz zu der von Conrads Mama problemlos. Carla schläft viel und ist ein tiefenentspanntes Baby. Carlas Mama nutzt die Zeit zum Spazierengehen und Turnen – so viel übrige Zeit hätte Conrads Mama gern, dann könnte sie mal wieder ungestört ein paar Folgen ihrer Lieblingsserie sehen.

Wenn Kinder zur Untersuchung oder zur Behandlung wie etwa der Folgen von Haltungsschäden in meine Praxis kommen, fragen mich die Eltern so gut wie immer, wo denn das passiert sein könnte, wo sie etwas übersehen oder falsch gemacht haben könnten, ob sie etwas hätten anders machen können oder sollen. Sie wollen wissen, wann und wie die Fehler passiert sind. Meine Antwort: »Ab der ersten Minute. Durch zu viel Bewegungseinschränkung.«

**BEDENK-ZETTEL
FÜR DIE ELTERN:**

Jegliche Bewegungs-
einschränkung schadet
Ihrem Kind!

Ein Kind ist ideal aufgehoben auf einer weichen Decke auf dem Boden, wo es eigentlich der geringsten Gefahr ausgesetzt ist und nicht hinunterfallen kann, wenn es sich dreht. Stundenlang in der Wippe oder in einem geschlossenen System wie einer Wiege verbringen zu müssen, ist nicht gut für unsere Kleinsten. Jedes gesunde Baby trägt Neugier in sich. Wippe, Wiege und dergleichen beschneiden es visuell, es bekommt nur ein eingeschränktes Sichtfeld geboten, kann die Bewegungen seines Umfelds nicht oder nur begrenzt wahrnehmen. Dabei ist gerade das wichtig: Das Baby lernt durch das, was es sieht, und wenn man es da schon einschränkt, lernt es weniger, so kompliziert ist das nicht. Ein Kind lernt von den Menschen, die ihm nahe und um es herum sind, seine eigenen veranlagten Bewegungen irgendwann abzurufen.

Kaum glaubt man es. Unsere Kinder sind uns das Wichtigste auf der Welt, aber schon beim Hochheben und beim Tragen sehe ich so viel Verkehrtes. Eine Hälfte weiß, wie das geht, die andere nicht: Hochheben vom Wickeltisch oder von wo auch immer sollte ausschließlich mit einer Rotationsbewegung geschehen, sodass der Kopf nicht nach hinten fallen und hängen kann. Die meisten greifen nur unter den Kopf und heben das Baby hoch, aber dadurch wird der Extensionsreflex, die Überstreckung der Schulter- und Nackenmuskulatur, zu sehr ausgeprägt – sehen Sie sich einmal um, jedem Zweiten klatscht das Baby beim Hochheben auf die Schulter.

Beim Wickeln heben die meisten beide Beinchen des Babys hoch. Das ist nicht gut. Es ist wichtig, immer einen Fuß zu unterlagern, eine Extremität zwischen den Fingern zu fixieren, um die kleinen Hüften nicht zu stark zu belasten.

Tragen sollten wir unsere Kleinsten möglichst mit unserer Hand am Bauch des Babys, dessen Blickrichtung nach vorn ausgerichtet ist, es ist von Natur aus neugierig, und das Kopfheben ist das beste Rückentraining überhaupt. Während vieler

Stunden im Tragetuch wird die kleine Wirbelsäule gestaucht, das Baby hat viel zu wenig visuelle Reize, es sieht außer Brust und Schultern gar nichts – ohne Reiz kein Interesse, ohne Kick kein Erfolgserlebnis, es wird starr und träge gemacht. Das Tragetuch ist super, wenn das Kind müde ist, vorausgesetzt, das Verhältnis zwischen Zeit im Tragetuch und Bewegungsmöglichkeit stimmt. Die Körperwärme von Mutter oder Vater ist außerdem ein wichtiger Bezugspunkt, und wenn wir gemeinsam mit unserem Baby unterwegs sein müssen, ist das Tuch ganz hervorragend. Wenn ein Kind aber den halben Alltag in Wippe, Tragetuch oder Wiege verbringt, ist das zu viel.

Was gibt es Schöneres, als mit dem Baby die ersten Wanderungen zu unternehmen und gemeinsam draußen in der Natur zu sein – aber auch das wissen die wenigsten: Ein Kind sollte erst im Wanderrucksack sitzen, wenn es den Kopf aus eigener Kraft stabilisieren kann, und das ist ungefähr ab einem Dreiviertel- bis zu einem Jahr der Fall. Meine Frau geniert sich regelmäßig, wenn ich die Eltern zwei oder drei Monate alter Zwerge im Wanderrucksack darauf hinweise, dass sie ihrem Baby hier ganz und gar nichts Gutes tun und die frische Luft und die vielen Eindrücke die Überlastung der Rücken- und Nackenmuskulatur und die Stauchung der kleinen Wirbelsäule mit Sicherheit nicht aufwiegen.

Wie schnell sie wachsen! Conrad ist ein richtiger Wonneproppen geworden und hat jetzt die Nase vorn, denn die Mama übt fleißig mit ihm das Laufen, und damit er tagsüber gut aufgehoben ist und allein üben kann, während Mama bügelt, telefoniert und fernsieht – manchmal alles gleichzeitig –, sitzt er in einer Laufschule mit einer Kommandozentrale mit allen möglichen Knöpfen, die er drücken kann.

Heimlich ist Carlas Mama ein wenig verunsichert, denn Carla macht noch gar keine Anstalten zu laufen, sie fühlt sich pudelwohl auf ihrer Decke am Boden, hat ihren Kopf und ihre Nase überall, kaum kommt man ihr hinterher, wenn sie loskrabbelt.

Das richtige Hochheben, Halten, Tragen eines Kindes in den ersten Monaten ist für die Entwicklung seiner Muskulatur, für die Entwicklung von Geborgenheit und für die Entwicklung von Bewegungsabruf ein fundamental wichtiger Lernschritt, über den Eltern schon in der Schwangerschaft aufgeklärt werden sollten. Um das Kind schnellstmöglich zum Gehen zu animieren, wird es – man sieht das ständig! – an den Ärmchen hochgezogen; das ist völlig ungesund und fördert Spitzfüßchen.

All die Hilfsmittel, die Ihr Kind dabei unterstützen sollen, schneller gehen und stehen zu können als alle anderen Kinder oder vermeintlich gut aufgehoben zu sein, während Sie in der Küche hantieren oder im Homeoffice beschäftigt sind, sind eine boshafte Erfindung. Steh- und Gehhilfen sind Gift für jedes Kind. Laufschulen, Gehschulen und was es alles gibt – solange ein Kind nicht aus eigener Kraft und Motorik laufen kann, ist es von seiner neuronalen Entwicklung her gesehen überhaupt noch nicht so weit zu gehen, weil es Gefahren und Geschwindigkeiten überhaupt nicht einschätzen kann. Automatisch bilden sich durch diese Anschubsbewegungen Fehlentwicklungen in den Beinen bis hoch zur Wirbelsäule.

Ich betreue regelmäßig Kinder, die mit den Folgen dieses Eingriffs in ihr natürliches Entwicklungssystem zu kämpfen haben, teilweise ihr Leben lang: Probleme mit der Achillessehne bis hin zur Operation derselben, pathologischer Spitzfuß, weil sich der gesamte Sehnen- und Muskelapparat verkürzt und so weiter.

Das mit den Soaps hat Conrad wohl von der Mama geerbt, sobald der Fernseher an ist, düst Conrad mit seiner Laufschule vor den Bildschirm und guckt, als würde er schon verstehen, was da am Bildschirm vor sich geht.
Carlas Eltern haben keinen Fernseher, sie sind ohnehin meistens draußen in der Natur und machen viel Sport. Sie freuen sich schon, wenn sie Carla vermehrt mit einbinden können.

Jetzt fängt der Schweizer schon wieder an mit der Digitalisierung. Schön wäre es, könnte ich das Thema wenigstens bei den ersten Kapiteln, bei den allerkleinsten unserer Menschenkinder aussparen, aber leider: Die durchschnittliche Zeit, die in den USA ein Säugling täglich vor dem Bildschirm (TV-Gerät und dergleichen) verbringt, beträgt sage und schreibe mehrere Stunden.[10] Bei uns ist das mittlerweile nicht recht viel anders. Wir können uns der Digitalisierung nicht verschließen, das wäre lächerlich, aber ob überhaupt und ab wann Bildschirme respektive Fernseher, Computer und Smartphones für Kleinst- und Kleinkinder zur heutigen Entwicklung einfach dazugehören, oder ihnen nicht mehr guttun, ist eine der großen Glaubensfragen für Eltern. Wissenschaftliche Fakten zu einem Aspekt des Themas liefern verschiedene Studien. Eine von ihnen weist darauf hin, dass Kinder, die vor dem Sprechenlernen bereits regelmäßig Zeit mit Tablets, Smartphones und anderen Bildschirmen verbringen, später sprechen lernen[11].

Allein die Bildgeschwindigkeit und das Blaulicht haben eine immens negative Auswirkung auf die Gehirnentwicklung des Babys, vor allem auf sein visuelles System und die Umsetzung von Sehen auf eigene Bewegung. Der zweite, noch größere Einfluss passiert über den Umgang mit den digitalen Medien der Eltern, Großeltern und dem des engeren Umfelds des Babys: Eltern stillen mit dem Mobiltelefon in der Hand,

BEDENK-ZETTEL FÜR DIE ELTERN:

Nur weil es Dinge zu kaufen gibt und weil sie alle haben, sind sie nicht automatisch eine gute Erfindung. Steh- und Gehhilfen sind Gift für Ihr Kind!

am Ohr oder mit Kopfhörern, sie schauen fern während des Stillens oder Herumtragens – der Bezug, die Zeit der Zweisamkeit, der direkten Nähe und des Befassens mit dem eigenen Kind wird durch die Digitalisierung zu einem Zustand, in dem das Kind zum Zweitobjekt wird. Von der Vorbildwirkung einmal ganz zu schweigen.

Ein Kind lernt Bewegung auch über Spüren, entwickelt Sensibilität über Streicheln und Berührung, es braucht körperliche Wahrnehmung durch Ertasten und Ertastetwerden, durch Druck und Temperatur. Nur was es spürt, kann es nachvollziehen, und nur was es erfährt, kann es in Bewegung umsetzen.

Ich habe eine Zeit lang die Nationalmannschaft der Gehörlosen im Tennis trainiert. Ein gehörloser Tennisspieler sieht den Ball, aber ihm fehlt der Gehörsinn, dadurch kann er den Ball des Gegners nicht so gut einschätzen, denn die Zeit zwischen dem Aufschlag und dem Aufspringen des Balles ist für den optimalen Return ein wesentlicher Faktor. Der Rhythmus des Ballwechsels ist eine Symphonie aus Sehen und Hören – den Gehörlosen fehlt ein Teil der Musik. Versuchen Sie einmal, mit Kopfhörern und in völliger Geräuschisolation den Tennisball zu treffen – Sie brauchen das Geräusch vor, während und nach dem Aufprall, um Ihren Return darauf abzustimmen. So wirkt es sich aus, wenn Sinnesorgane nicht oder nicht in ausreichendem Ausmaß geschult werden, wie das beispielsweise bei Menschen mit beeinträchtigten Sinnen der Fall ist – in den meisten Fällen sind dann andere und intakte Sinne sehr viel intensiver entwickelt. Begeben Sie sich einmal mit Kopfhörern in die Stadt, isolieren Sie alle Geräusche – Ihre Augen und Ihre anderen Sinne werden in einem ungewohnten Ausmaß gefordert werden, und das Wort »müde« wird nach zwei Stunden für Sie eine völlig neue Bedeutung haben.

Um alle Sinnesorgane optimal ausprägen zu können und später saubere, gesunde Bewegungs- und Haltungsmuster zu manifestieren, braucht ein gesundes Kind in seiner Grundentwicklung all diese Dinge. Ein Kind muss die Zeitspanne erleben und erlernen, die ein Klotz vom Loslassen bis zum Aufschlag auf dem Boden benötigt. Menschen mit fehlender Schmerzsensorik haben nie gelernt, Gefahr zu spüren – was häufig fatale Folgen hat. Für gesunde Kinder hingegen ist es immens wichtig, schmerzhafte Erfahrungen zu machen, um daraus zu lernen. Unsere heutige Gesellschaft tut aber alles dafür, ihnen dieses wichtige Lernfeld vorzuenthalten.

Die Eltern trifft wenig Schuld

So ein Kind wirbelt das gewohnte Familienleben und die Partnerschaft gehörig durcheinander. Carlas Mama hat die meisten Babypfunde schon wieder runter, Conrads Mama kämpft noch, und weil sie sehr viel mehr zugenommen hat als ihre Nachbarin, muss sie sich nun auch mit den unschönen Hautlappen am Bauch abfinden. »Alles hat seinen Preis«, meint sie, und das mit der Inkontinenz, da hört man ja hinter vorgehaltener Hand immer wieder, dass das normal ist. »Ab jetzt ist beim Niesen höchste Konzentration gefordert«, witzeln Conrads Mama und ihre Freundinnen, die selbst schon Kinder haben und wissen, wie das ist.

Conrads Mama findet, Carlas Mama übertreibt gern ein wenig: Carlas Mama war gleich nach der Geburt mit Carla bei einem Spezialisten, der nachsehen sollte, ob bei der Geburt dem kleinen Körpergerüst nichts passiert ist, und beim Babyschwimmen hatte sie Carla schon angemeldet, da war Carla noch im Bauch. Carlas Mama hat auch mehr Zeit für Sport und Einkaufen und so Sachen, weil ihr Mann sie sehr unter-

> *stützt. Conrads Papa kann noch nicht so viel mit Conrad anfangen, aber das wird schon werden, wenn Conrad erst einmal älter ist.*

Väter und Mütter gehen zur Schwangerschaftsgymnastik, Väter lernen zu hecheln, zu atmen und zu pressen, damit sie ihrer Frau nachempfinden und mitleiden können, sind aber auf das Wesentliche nicht so gut vorbereitet, nämlich auf alles *nach* der Geburt.

Das fängt an, indem nur in den wenigsten dieser Kurse das richtige Hochheben und Tragen gelehrt wird. Schon während der Schwangerschaft wird die Möglichkeit vergeudet, Eltern durch Hebammen, Physiotherapeuten oder Kinderärzte wesentliche Grundinformationen über die Bewegungsentwicklung ihres Kindes mit dem Fokus auf optimales Vorleben und bewusste Sorgfalt beim Umgang mit dem Baby zu vermitteln.

Ignorierte Rückbildung

Schwangerschaftsgymnastik und Geburtsvorbereitungskurse – da geht es inhaltlich nur um die Geburt und um die Betreuung der Frauen während der Schwangerschaft – beginnen meist acht bis zwölf Wochen vor der Geburt. Die Körper- und Geweberückentwicklung nach der Geburt in den gesunden urologischen und skelettalen Zustand kommt meistens viel zu kurz, und wenn, dann irgendwann nach vier bis acht Wochen, »sobald sich alles ein wenig eingespielt hat mit dem neuen Familienmitglied«. Da wird dann einmal pro Woche für eine halbe oder ganze Stunde Rückbildungsgymnastik betrieben, die überhaupt nicht individuell abgestimmt ist und ein programmmiertes Problem für die Mütter werden kann. Auch wenn Mütter direkt nach der Schwangerschaft keine auffälligen Beschwerden haben, kann das Unterlassen aktiver Rückbildungsmaßnahmen schon wenige Monate später schwerwiegende Konsequenzen haben. Gewebe, das sich neun Monate lang verändert hat, 24/7, kann nicht mit einmal 45 Minuten pro Woche effektiv zurückgebildet werden. Inkontinenz ist eines der Themen, die mir in meiner Praxis beinahe täglich unterkommen, eine Gebärmuttersenkung kann ebenfalls eine Folge von mangelnder Rückbildung sein.

Tabuthema Beckenboden

Das Thema Beckenboden ist im Leben einer Frau spätestens nach der Entbindung eines Kindes von Bedeutung. Durch die Schwangerschaft ist der Beckenboden einer Frau geschwächt. Frauen, die nach der Schwangerschaft keine Rückbildungsgymnastik machen, haben oft mit Inkontinenz, Gefäßproblemen, Organsenkungen und den daraus häufig resultierenden Herz-Kreislauf- oder orthopädischen Erkrankungen zu kämpfen. Viele wissen gar nicht, wie wichtig Rückbildungsgymnastik ist und dass der Körper nicht alles von allein macht.

Der Beckenboden ist als Verbindung zwischen Bauch, Rücken und den Beinen einer der wichtigsten Körperteile überhaupt, und er hat nicht nur die Aufgabe, Urin zu halten. Er sorgt für die Beckenstabilisierung, wirkt sich unmittelbar auf die Haltung, unser Gleichgewicht und die gute Koordination von Bewegungen aus, und ich habe oft gesehen, dass er der Auslöser für Bandscheibenprobleme sein kann. Fehlende Beratung in der Rückbildung ebenso wie spät beginnende und nicht fachkompetente Rückbildung führt zu massiven Folgeerkrankungen.

Unsere Denkweise über die Strukturen (Muskulatur, Bänder, Sehnen, Kapseln) und ihre Einflüsse im menschlichen Körper ist zu einseitig und zu oberflächlich. Eine Gebärmuttersenkung entsteht in den wenigsten Fällen, weil die Frau schwanger war, sondern weil die Rückbildung falsch abgelaufen ist. Eine Blasenschwäche ist nicht alltäglich für eine Frau, die schwanger war, sondern Folgepathologie fehlender oder falscher Beratung und Betreuung. Die Bandscheibenprobleme ein paar Jahre später sind ebenfalls nicht alltäglich oder gar Folge des ständigen Aufhebens und Tragens des Kindes, wie viele meinen.

Weitgehend unbekannt: die Diastase

Ich betreue mehrmals im Monat Frauen mit Diastasen und den daraus resultierenden Folgen.»Als Diastase oder auch Rektusdiastase wird ein Spalt zwischen den geraden Bauchmuskeln bezeichnet, der vor allem bei Frauen während der Schwangerschaft und nach der Geburt auftreten kann. Dieser Spalt ist bei den betroffenen Frauen sehr unterschiedlich ausgeprägt: Die Diastase ist meistens zwei bis zehn Zentimeter breit und bis zu 15 Zentimeter lang. Verursacht wird die Diastase durch das Wachstum und die Dehnung der Gebärmutter, die die geraden Bauchmuskeln zur Seite drückt. In manchen Fällen bildet sich der Spalt einige Monate nach der Geburt von allein zurück, aber das muss nicht zwangsläufig der Fall sein.

Die häufigsten Symptome einer Rektusdiastase sind mehr oder weniger starke Schmerzen bei körperlicher Anstrengung. Diese können die Hüfte, den unteren Rücken oder das Gesäß ereilen und natürlich alle Systeme, die die Bauchmuskulatur betreffen.

Die Diastase ist je nach Schweregrad häufig auch ein kosmetisches Problem für Frauen: Durch den muskelfreien Spalt in der Bauchdecke treten die inneren Organe hervor, und eine deutliche Wölbung des Bauches ist zu sehen. In besonders schweren Fällen kann eine Straffung des Bauches auch nicht mit intensivem Training erreicht werden.

Sie können den Spalt zwischen den Bauchmuskeln ertasten, indem Sie sich auf den Rücken legen und Ihren Kopf anheben. Der Spalt befindet sich auf der Höhe des Bauchnabels.

Rund 40 Prozent der Erstgebärenden und fast 70 Prozent der Mehrfach-Mamas sind von einer Diastase betroffen«[12], nur hören wir sehr wenig bis gar nichts über sie und schon gar nicht, wie mit ihr umzugehen ist. Ist die Bauchmuskulatur schwach, können die Muskelstränge sogar mehr als eine Handbreit auseinanderweichen. Das beeinträchtigt in der Folge die Halte-, Stütz- und Tragefunktion der Muskulatur. Trotz Gewichtsabnahme bleibt in diesem Fall nach der Schwangerschaft eine unschöne Vorwölbung an der vorderen Bauchwand zurück. Die meisten Frauen, die davon betroffen sind, kommen zu mir wegen völlig anderer Beschwerden und sind der Meinung, dieser Bauchlappen sei halt einmal ein kleiner Preis für das Geschenk des neugeborenen Lebens. Mangels entsprechender Aufklärung ist den meisten überhaupt nicht bewusst, dass absente oder falsche Rückbildung gesundheitliche Negativfolgen für das ganze Leben haben kann.

Bei der Rektusdiastase wird zudem auch die Darmfunktion abgeschwächt – wenn die Bauchwände keine Stabilität haben, bekommt der Darm von außen keinen Halt.

Die Kosten, die aus orthopädischen und gynäkologischen Erkrankungen durch die mangelnde oder falsche Beratung der Mütter resultieren, sind mit Sicherheit erschreckend. Erhoben werden sie nicht, und wenn, dann wären die Zahlen unsauber.

Nach fünf Jahren würde statistisch oder befragungstechnisch nicht mehr auf die Schwangerschaft zurückgegriffen, obwohl die Folgebeschwerden oder Folgeerkrankungen von da kommen. Und ein sehr hoher Teil der Frauen hüllt zudem über schambehaftete Themen wie Inkontinenz oder Diastase den Mantel des Schweigens in der Überzeugung, die Beschwerden seien nun einmal Teil des Kinderkriegens, oder sie halten sie gar für einen Beweis ihrer eigenen Unzulänglichkeit. Noch schlimmer als unsaubere Statistiken ist aber ohnehin der Leidensweg der Mütter bei Harninkontinenz, Wirbelsäulen-, Becken- oder sonstigen Schäden.

Tabuthema vergessene Väter

Was das mit Bewegung zu tun hat? Schwanger zu sein, bedeutet nicht nur, ein Kind im Bauch heranwachsen zu lassen – in den Monaten der Schwangerschaft spielen sich bei der Frau hormonelle Veränderungen und Anpassungen im Bindegewebe ab, um den Körper auf die Entbindung vorzubereiten: Das Becken wird instabiler, der Bauch dehnt sich aus, die Bauchmuskulatur öffnet sich, die Faszien verändern sich, es kommt zum Milcheinschuss. Es kommt zu seelischen und psychischen Veränderungen, und alle Komponenten zusammen ergeben ein völlig verändertes Menschenbild, mit dem der zukünftige Vater nun konfrontiert ist.

Vatersein ist ein evolutionsgeschichtlicher Wandlungsprozess. Der Vater muss Mehrverantwortung für ein hilfloses Menschlein übernehmen, das sich selbst nicht ernähren kann, was bedeutet, dass er auch psychologisch in eine andere Begriffsart von Leistung geht, die er bringen muss: Er trägt Verantwortung für seine Frau und für sein Kind, er muss Systeme bedienen, die er bis dato mit viel Lockerheit nehmen konnte,

BEDENK-ZETTEL
FÜR DIE MÜTTER:

Inkontinenz und mangelnde Rückbildung gehören NICHT zum Kinderkriegen. Holen Sie sich Unterstützung!

DENK-ZETTEL
FÜR DAS SYSTEM:

Mütter sind Heldinnen, und Heldinnen lässt man nicht allein. Passt die Betreuung nach der Geburt endlich an. Inkontinenz, Diastase und Co. sind beim Stand unserer heutigen Medizin eine Schande und inakzeptabel.

weil er ja nur für sich selbst verantwortlich war, aber nun ist alles anders. Alles anders, und doch werden Väter in keiner Weise in einer Schulung oder Beratung auf das Vatersein vorbereitet.

Väter müssen intensiver einbezogen werden: sowohl in der Schwangerschaft wie auch in der Zeit nach der Entbindung. Die Frau sollte einen Tag nach der Entbindung mit intelligenter und betreuter Rückbildung beginnen, so wie es in modernen gynäkologischen Kliniken auch gemacht wird. In der Realität kommt in einem guten Krankenhaus eine Physiotherapeutin und gibt Tipps, dann wird über Treppen gelaufen, um zu sehen, ob der Kreislauf stabil genug ist. In etwas besseren Krankenhäusern wird mit sanfter Rückbildung ohne Belastung des Bauches angefangen und nur über den Beckenboden, die Wahrnehmung und so weiter gearbeitet. Dann gehen die Mütter heim und sind allein. Wenn sie Glück haben, bekommen sie eine Hebammenbetreuung, in der es um die Fragen geht: Klappt es mit dem Kind? Klappt es mit dem Stillen? Der postnatale Körper der Mutter kommt dabei überhaupt nicht vor beziehungsweise ganz bestimmt zu kurz.

Die Väter verschwinden in dieser Zeit in den Hintergrund. »Am Anfang ist man nur Statist, da kann man nicht viel machen«, höre ich oft. Dabei ist gerade in dieser Zeit die Unterstützung und Miteinbeziehung der Väter so wichtig, denn es hat irgendwann Auswirkungen auf die ganze Familie, wenn sich die frischgebackene Mama nicht optimal mit ihrer Rückbildung auseinandersetzt, auseinandersetzen kann oder sie zur Seite schiebt, weil sie ja »überwiegend allein ist mit dem Baby«. Allein, denn wenn sie nicht gerade arbeiten, sind die stolzen Papas unsicher, sie haben nicht gelernt, wie sie ihr Kind richtig heben und tragen sollen, in welchen Positionen sie es schlafen legen sollen.

Die Schwangerschaft des Vaters startet ab der Geburt des Babys. Erst da beginnt ein Vater, sich mit seinem Neugeborenen auseinanderzusetzen. Davor war er hoffentlich, aber leider nur, die Begleitung in der Schwangerschaft seiner Frau, bei der er eigentlich nur die schöne und die leidvolle Seite erleben durfte, aber nichts davon spüren, fühlen oder erlernen konnte. Wenn ein Kind sieben Monate alt ist, ist der Vater in seiner biologischen Entwicklung eigentlich erst im siebten Monat schwanger. Alles, was einer Mutter von der Natur mitgegeben wird, kann ein Vater eigentlich erst am Neugeborenen erlernen.

Wir wollen, dass die Väter in Vaterschaftsurlaub gehen, stellen sie aber vor eine biologische Großverantwortung in Bereichen, wo der Vater mit seinen fehlenden Instinkten, die er noch gar nicht entwickeln konnte, sehr oft aufs glatte Eis gerät. Politisch soll er lernen, biologisch zu überspringen.

Das muss zu einer natürlichen Überforderung führen, wenn man ihm nicht die Chance gibt, eine theoretische Ausbildung durchzumachen, die ihm viele biologisch gegebenen Strukturen erläutern und über sachliches Verständnis nahebringen kann. Ein Vater hört aus dem Heulen des Babys gar nicht heraus, ob das Kind Hunger hat oder Schmerzen. Eine Mutter spürt in der Brust, dass es Zeit wird zum Stillen. Ich habe selbst erlebt, wie es ist, wenn deine Frau beim Arzt festsitzt, das Kind schreit, und du nicht mehr in der Lage bist, das Baby zu beruhigen – ich kann Ihnen nur sagen, ich war mit den Nerven völlig am Allerwertesten, und ich bekomme Stress, wenn ich nur daran denke.

Erst wenn das Kind einem Vater die Arme entgegenstreckt und auf ihn reagiert, entwickeln die meisten Väter wirklich einen Bezug zu ihrem Kind, und ich höre so oft: »Jetzt kann ich auch langsam etwas anfangen mit dem Kleinen.«

DENK-ZETTEL
FÜR DAS SYSTEM:

Väter sind Teil des neuen Lebens – hört auf, sie zu ignorieren, und investiert in Aufklärung und Schulung!

BEDENK-ZETTEL
FÜR DIE VÄTER:

Solange das System nichts anbietet, zieht die Eigenverantwortung. Es liegt an euch. Es ist NICHT „ganz normal", dass ihr erst etwas mit dem Baby anfangen könnt, wenn es auf euch reagiert!

Nicht nur die Mütter, sondern auch die Väter sind gefordert, Bewegungsmuster, die das Kind schon in sich trägt, durch richtiges Aufheben, Hinlegen, Tragen, richtiges Setzen von Reizen, spielerisches Lernen, richtige Bewegung und die Ansprache von der richtigen Seite positiv zu beeinflussen und dafür zu sorgen, dass sich das Kind von Anfang an in Synchronizität der Wirbelsäule und des Haltungsapparats für ein gesundes Leben vorbereiten darf. Jedes Kind kommt mit Bewegungsdrang und vorgegebenen Bewegungen auf die Welt, die im Gehirn schon veranlagt sind. Wir schaffen es, durch Wohlstand, falschen Schnickschnack, falsch eingerichtete Kinderzimmer, falsches Vorleben, durch verkehrte Art von Zuneigung und Verwöhnungsprozessen und falsche Reize dem Kind viele seiner gegebenen Bewegungswünsche und -muster schon in der frühkindlichen Entwicklung wegzunehmen. Wir löschen gesunde Festplatten.

BEDENK-ZETTEL
FÜR DIE ELTERN:

Kennen und erkennen Sie den Unterschied zwischen Vererbung und Vorleben! Der überwiegende Teil von Gesundheitsschäden Ihres Kindes entsteht durch falsches Vorleben und NICHT durch Vererbung!

BUCKLIG IN DIE KITA

»Welcher Sport in welchem Alter?«, werde ich oft gefragt, wenn ich über diese gelöschten Festplatten spreche.

> *Carla und Conrad gehen gemeinsam in den Kindergarten, und es ist sehr interessant, wie unterschiedlich sich Kinder entwickeln; die beiden sind ja auf den Tag gleich alt. Carla ist ein sehr aufgewecktes Mädchen, hat vom ersten Tag im Kindergarten an keine Berührungsängste, auch weil sie viele der anderen Kinder schon von irgendwoher kennt. Für Conrad ist der Kindergarten Neuland. »Jetzt kommt ja erst die Zeit, wo sie Freundschaften und Kontakte schließen«, meint Conrads Mama, Carlas Mama sagt dazu nichts. Die ersten Tage sind mühsam, denn Conrad will nicht im Kindergarten bleiben und zieht eine ziemliche Show ab. Er fühlt sich nicht wohl, er kann mit den Spielen nichts anfangen, die sie da spielen. Conrad ist ein hübscher Junge, ein wenig pummelig. »Ganz wie die Mama«, witzelt Conrads Papa, »aber das wächst sich schon noch zusammen.« Hin und wieder spielen Carla und Conrad zusammen, aber das geht immer nur eine Weile gut – Carla ist etwas wilder als Conrad, und da steht Conrad nicht so drauf. Sie rennt und tobt, keine Pfütze lässt sie aus, sie fährt mit dem Fahrrad in den Kindergarten, sie klettert auf alles, was sich dafür eignet (auch wenn es nicht dafür gedacht ist), und sie hat natürlich immer irgendwo eine Schramme oder einen blauen Fleck. Kein Wunder, Carlas Eltern schleppen sie auch überall mit hin – zum Wandern, zum Radfahren, zum Klettern –, und da passiert schon mal was.*

> *»Kinder müssen ihre Interessen selbst entdecken«, meint Conrads Mama und dass sie ihm nichts aufzwingen möchte, Sport schon gar nicht, da steht sie ja selbst nicht so drauf, vor allem weil ihr auch die Zeit fehlt für so was. Carlas Mama sagt dazu nichts.*

Kinder ertrinken – aber noch mehr Erwachsene

Jährlich ertrinken weltweit laut einem Bericht der Weltgesundheitsorganisation[13] 372 000 Menschen, und sie ertrinken in den allermeisten Fällen, weil sie nicht schwimmen können. »Welcher Sport in welchem Alter?« – Hier können wir schon einmal anfangen, und das sehr früh, denn schon während der Schwangerschaft können Sie sich mit Ihrem Säugling zum Babyschwimmen anmelden. Dieser Schwimmunterricht muss aus meiner Sicht zu einer Verpflichtung für Eltern werden – derzeit wird er vorwiegend zum Socializing genutzt und je nachdem, wie gut die Rückbildung geklappt hat, zum Ausführen des Post-Baby-Körpers und des neuen Badeanzugs.

Die Sommermonate sind traurige Hochsaison für tödliche Wasserunfälle. Jahr für Jahr hören oder lesen wir über die häufigste Todesursache von Kindern unter drei Jahren: Ertrinken. An dieser Horrornachricht kommt man kaum vorbei, und klar ist: Schon ein einziges Kind, das ertrinkt oder mit den Spätfolgen des Sauerstoffmangels unter Wasser sein Leben lang zu kämpfen hat, ist ein Kind zu viel. Wir sprechen nicht von Hunderten von Kindern pro Bundesland, nicht einmal landesweit. Zwei bis drei Kinder ertrinken jährlich in Österreich[14]. Wir sind ein so hochzivilisiertes Europa, in dessen Statistiken Kindersterblichkeit fast nicht vorkommt. Trotzdem oder vielleicht deshalb wird jedes Jahr kurz vor der Badesaison die Nachricht vom Ertrinken als häufigste Todesursache durch die Medien gebombt, als ginge es um Ebola in der Wiener Innenstadt. Mir sind nur wenige Beiträge bekannt, in denen im Sinne des medialen Aufklärungsauftrags darüber berichtet würde, wie dagegen anzugehen sei.

Um Hilfe rufen, auf sich aufmerksam machen, um sich schlagen, alles versuchen, den Kopf aus dem Wasser zu bekommen – so sieht es aus, wenn im Film jemand zu ertrinken oder ein Weißer Hai mit Ungemach droht. Die Realität stellt sich aber anders dar, denn bei Kindern bis zu drei Jahren tritt der sogenannte Totstellreflex ein – sie können den Kopf nicht aus dem Wasser heben, selbst wenn die Wassertiefe nur wenige Zentimeter beträgt. Babys verfügen zwar über den Atemschutzreflex und halten die Luft an, sobald sie den Kopf unter Wasser haben, aber sie verlieren diesen Reflex zwischen dem dritten und sechsten Lebensmonat (nur wenigen Eltern ist das bewusst), und irgendwann müssen sie wieder nach Luft schnappen und atmen Wasser ein.[15]

Sobald der Kopf eines Kindes unter Wasser ist, droht eine Hypoxie, die Minderversorgung des Körpers mit Sauerstoff, und dann hat man zwei bis maximal drei Minuten Zeit zu handeln, bevor Schäden entstehen.[16] Das ist sehr kurz: Bis man sich fragt, weshalb es so still ist, und sich dann überlegt, ob das Kind gerade etwas anstellt oder ob etwas passiert sein könnte, ist es meistens schon zu spät.

Bei vielen Eltern fehlt das Bewusstsein dafür, wie schnell es gehen kann, dass ihr Kind ertrinkt, und wie wichtig es daher ist, dass ein Kind so früh wie möglich spielerisch an das Wasser herangeführt wird und schwimmen lernt. Gefahrenquellen sind nicht nur Pools, das Meer oder Seen, sondern auch Biotope, Planschbecken oder die Badewanne. Was viele Eltern auch unterschätzen, ist der Unterschied zwischen bejubelten und auf Videos gebannten sicheren Schwimmzügen im heimischen Swimmingpool und den Bedingungen am Urlaubsort am Meer. Fünf Prozent der Eltern[17] mit Kindern unter fünf Jahren schätzen die Schwimmkenntnisse ihrer Kinder als sicher ein. Tatsächlich können sich Kinder ab einem Alter von etwa vier Jahren zwar häufig über Wasser halten, die motorischen Voraussetzungen zum richtigen Schwimmen entwickeln Kinder im Allgemeinen aber erst im fünften bis sechsten Lebensjahr.

Selbst wenn Ihr Kind daheim am Badesee oder im Freibad sicher zu schwimmen scheint: Sobald Wellen im Spiel sind und das Kind nicht darauf vorbereitet ist, kann die Freude tödlich enden. Und ja, Ihr Kind muss auch schwimmen lernen, wenn Sie den Gedanken, ans Meer zu verreisen, abstrus finden oder Sie am Bergbauernhof wohnen – ohne fließendes Wasser und Strom. Irgendwann, ob als Jugendlicher oder Erwachsener, kommen Sie in Situationen, in denen es gut ist, wenn Sie schwimmen können, glauben Sie mir.

Wenn Ihr Kind – Gleiches gilt auch für Sie selbst – nicht Ski fahren oder reiten kann, ist das nicht weiter gefährlich. Es wird nicht aus Versehen – »in einem unbeobachteten Moment«, wie es so schön heißt – auf den Rücken eines Pferdes oder in Skischuhen, auf ein paar Rennskier geschnallt, auf eine vereiste Piste geraten. Wenn es hingegen nicht schwimmen kann und ins Wasser fällt, kann es ertrinken oder durch die Zeit unter Wasser massive körperliche und geistige Schäden davontragen. Anstatt die Kinder im Bewusstsein der Gefahr behutsam an diese heranzuführen und dafür zu sorgen, dass sie wirklich sicher schwimmen lernen, halten wir sie davon fern, so scheint es: Das Kuratorium für Verkehrssicherheit hat in einer Studie[18] unter mehr als 2000 Personen erhoben, wie gut die Schwimmfähigkeiten der Österreicher sind. Dabei zeigte sich, dass acht Prozent der Österreicher ab einem Alter von fünf Jahren Nichtschwimmer sind. Acht Prozent der österreichischen Bevölkerung ab einem Alter von fünf Jahren – das sind knapp 700 000 Personen – können nicht schwimmen. Unter den Kindern und Jugendlichen bis 19 Jahre kann etwa die Hälfte (51 Prozent) nach Angaben der Eltern sehr gut bis gut schwimmen. 15 Prozent schwimmen unsicher bis mittelmäßig, und ein Drittel der Kinder (34 Prozent) kann gar nicht schwimmen.

Aus den Richtlinien zur Erteilung des Schwimmunterrichts aus dem Jahr 2003, herausgegeben vom Bundesministerium für Bildung, Wissenschaft und Forschung, geht hervor, dass »die Einbeziehung des Schwimmens in den Unterricht aus Leibesübungen in allen Lehrplänen für alle Schulstufen verankert« ist. Ziel des Unterrichts müsse es sein, »eine grundlegende Schwimmfertigkeit zu vermitteln«. Verankert, aber nicht verpflichtend. Bei den Kriterien zu den Lehrkräften ist das Ministerium noch weniger streng: »Sie müssen neben der Fähigkeit zu einem zeitgemäßen Schwimmunterricht auch über die Fähigkeit zum Retten verfügen. Zur Erteilung von Schwimmunterricht im Pflichtgegenstand Leibesübungen oder im Rahmen von Schulveranstaltungen sind daher grundsätzlich Leibeserzieher/innen, in den Volksschulen Klassenlehrer/innen heranzuziehen oder allenfalls Absolventen einer Bundesanstalt für Leibeserziehung (zum Beispiel Schwimmlehrer/innen, Schwimmlehrwarte) vorzusehen. Stehen für Assistenzen keine Leibeserzieherinnen und Leibeserzieher beziehungsweise Klassenlehrer/innen zur Verfügung, können dafür auch Lehrer/innen mit einschlägiger Ausbildung durch Pädagogische Akademien, Pädagogische Institute oder Bundesanstalten für Leibeserziehung oder Lehrer/innen, die den Helferschein als 1. Stufe des Österreichischen Rettungsschwimmerabzeichens besitzen, herangezogen werden.«[19]

Wenn das Schwimmenlernen bei unseren Kleinsten ausgelassen wurde, wird das also in der Schule nicht automatisch aufgeholt, was bei den eher lockeren Kriterien für Schwimmlehrer nicht weiter verwunderlich ist. 40 Menschen ertrinken jährlich in Österreich, zwei bis drei von ihnen sind Kinder[20]. Was früh zu lernen versäumt wurde, holen viele Menschen später nicht mehr nach.

Haltungsschäden – vor dem sechsten Lebensjahr

In meiner Praxis werden regelmäßig Kinder betreut, die bereits mit vier, fünf, sechs Jahren, also noch bevor sie in die Schule kommen und das ungewohnte ständige Sitzen als Erklärung dafür herhalten könnte, massive Haltungsschäden, muskuläre Verkürzungen, Bewegungseinschränkungen in ihren Gelenken und motorische Einschränkungen entwickelt haben. Die Palette der Erscheinungsbilder reicht zusätzlich zu den genannten von Problemen mit der Achillessehne über die Operation derselben bis hin zu pathologischem Spitzfuß aufgrund der Verkürzung des Sehnen- und Muskelapparats im kindlichen Körper und unendlich vielen mehr.

Der Hergang ist unschwer nachzuvollziehen. Der gut gemeinte Eingriff in das kindliche Entwicklungssystem fängt an, sich auszuwirken, und neben gut gemeinten Fehlinvestitionen in haltungsschädigende und bewegungseinschränkende Utensilien für unsere Kleinsten kommt die Vorbildwirkung des Umfelds zum Tragen. Eltern, die sich nicht bewegen, keinen Sport treiben, übertragen dieses Verhaltensmuster auf ihre Kinder. Ihnen wird es nicht merkwürdig vorkommen, dass ihr Kind lieber zu Hause vor dem Fernseher sitzt und sich langweilt, anstatt mit den anderen Kindern zu spielen

BEDENK-ZETTEL FÜR DIE ELTERN:

Schwimmen lernen, die ganze Familie! Sofort! Es macht Spass, ist gesund und rettet Leben!

DENK-ZETTEL FÜR DIE POLITIK:

Es ist an der Zeit, in die Ausbildung unserer Sportpädagogen zu investieren – mich gruselt es, wenn ich mir ansehe, was der Grossteil von ihnen kann, können muss beziehungsweise alles nicht können muss!

und zu toben. Die Folgen bleiben nicht aus. Eine vollständige Aufzählung ist ein beinahe unmögliches Unterfangen und würde vor allem den Rahmen dieses Buches völlig sprengen. Für mich war es bei jedem Kapitel eine Herausforderung, mich auf die wesentlichsten Erscheinungsbilder festzulegen, eben weil es so unendlich viele gibt.

Skoliose

Das Wort »Skoliose« stammt aus dem Altgriechischen und bedeutet »krumm«. Gemeint ist eine seitliche Verbiegung der Wirbelsäule und eine Rotation der einzelnen Wirbelkörper mit ungleichem Schulterstand und Ausbildung des optisch störenden und später möglicherweise psychisch belastenden Buckels. Skoliosen können an mehreren Stellen der Wirbelsäule auftreten, zum Beispiel an der Lendenwirbelsäule oder am Brustkorb. Viele Ursachen für diese Erkrankung sind noch unerforscht. Es gibt sowohl neurologische Grunderkrankungen sowie genetische Faktoren, die für sie verantwortlich sind. Wir unterscheiden zwischen primären und sekundären Skoliosen. Primäre Skoliosen, auch idiopathische Skoliosen genannt, können im Kleinkind-, Kindes- oder Teenageralter auftreten. Ihre Ursache ist unbekannt, und sie ist die häufigste Form der Skoliose. Sekundäre Skoliosen sind Erkrankungen der Muskulatur oder des Nervensystems. Die idiopathische Skoliose entsteht vor allem in wachstumsintensiven Zeiten, in denen bestimmte Anteile der Wirbelsäule schneller wachsen als andere. Betroffen sind daher vor allen Dingen Kinder und Jugendliche. Bei der idiopathischen Skoliose wachsen die Wirbelkörper in eine Richtung langsamer als in die andere. Durch dieses Fehlwachstum einzelner oder mehrerer Wirbel kommt es zu deren Torsion (Drehung), die wiederum eine Rotation

(Verdrehung) der gesamten Wirbelsäule hervorruft. Das Ergebnis ist eine seitlich nach rechts oder links verbogene Wirbelsäule. Neben der idiopathischen Skoliose gibt es zahlreiche Formen, die auf andere Erkrankungen zurückzuführen sind:

Kongenitale Skoliose: Das ist eine angeborene Skoliose bei schweren vorgeburtlichen Entwicklungsstörungen.
Neuropathische Skoliose: Sie entsteht durch Erkrankungen des Nervensystems.
Myopathische Skoliose: Sie entsteht durch Erkrankungen der Muskulatur, wie zum Beispiel die Muskelatrophie.
Mesenchymale Skoliose: Sie entsteht durch Erkrankungen des Bindegewebes, zum Beispiel durch das Marfan-Syndrom, Ehlers-Danlos-Syndrom oder durch schwere Narbenbildung.
Metabolische Skoliose: Sie entsteht durch Erkrankungen des Knochenstoffwechsels, zum Beispiel bei jugendlicher Osteoporose, bei Rachitis oder der Glasknochenkrankheit.
Radiogene Skoliose: Sie entsteht als Folge einer Strahlentherapie im Kindesalter.
Posttraumatische Skoliose: Sie entsteht zum Beispiel bei Unfällen.
Entzündliche Skoliose: Sie wird durch schwere Entzündungen im Bereich der Wirbelkörper hervorgerufen.[21]

Die idiopathische Form der Skoliose spielt besonders im Kindes- und Jugendalter eine große Rolle. Im Säuglingsalter zeigt sich eine Skoliose durch die schiefe Lage des Kindes. Die meisten Skoliosen werden jedoch erst sehr viel später, zwischen zehn und zwölf Jahren diagnostiziert. Die Skoliose verursacht in der Regel keine Beschwerden, wird deshalb eher zufällig entdeckt, und häufig wird nicht einmal darauf reagiert, da sie ja keine Schmerzen verursacht. Die dauerhafte Fehlstellung der Wirbelsäule führt aber zu einer schnelleren

Abnutzung, sodass Betroffene mit fortschreitendem Alter unter erheblichen Beschwerden wie Rückenschmerzen und Verspannungen leiden können. Die als Folge der Skoliose auftretende krankhafte Verkürzung des Rumpfes und die dadurch bedingte Verkleinerung des Brust- und Bauchraums führt zusätzlich zu einer enormen Belastung innerer Organe wie Herz, Lunge (durch die Minderbelüftung der Lunge kommt es unter anderem zu einer Reduktion der Atemkapazität), Nieren, Magen und Darm. Eine häufige Folge der langjährigen Skoliose sind vorzeitige Abnutzungserscheinungen der Wirbelsäule an Bandscheiben, Wirbelkörpern und deren Gelenken, große Schmerzen sind meist die Folge. Auch Hüft- und Kniegelenke sind von der dauerhaften Fehlbelastung betroffen, sie kann eine frühzeitige Degeneration verursachen.[22]

Die Säuglingsskoliose lässt sich in vielen Fällen durch konsequente Bauchlagerung und verschiedene krankengymnastische Übungen ausheilen. Hierbei wird versucht, die normalen Bewegungen des Kindes im Sinne einer Korrektur der Fehlhaltung zu lenken. Bei älteren Kindern, Jugendlichen und Erwachsenen ist die Behandlung wesentlich aufwendiger und langwieriger, denn was über längere Zeit hinweg unbehandelt blieb, ist nicht so einfach zu reparieren. Eine präzise Diagnostik ist das wichtigste Kriterium für einen optimalen Behandlungserfolg. Konsequentes Haltungs- und Bewegungstraining gehört in jedem Fall dazu, um die Fehlstellung der Wirbelsäule weitgehend zu korrigieren und vor allem eine weitere Verschlimmerung und biomechanische Schäden einzudämmen. Von zentraler Bedeutung sind also das rechtzeitige Erkennen einer Wirbelsäulendeformation und umgehendes Handeln ebenso wie eine präzise Diagnostik und sofortiger Therapiebeginn. Wenn noch während des Wachstums gegengesteuert werden kann, ist es möglich, eine Skoliose zu stoppen beziehungsweise die Ausprägung zu minimieren. Da die Skoliose die Statik und Mechanik der Wirbelsäule stört, leiden Betroffene früh unter Verschleißerscheinungen. Lebenslanges Training der Rumpf- und Rückenmuskulatur ist ein Muss bei Skoliose. Schmerzen, Bewegungseinschränkungen und Einbußen der Lebensqualität schon im Kindesalter sind andernfalls die unausweichliche Folge, von den Spätschäden ganz zu schweigen: Ich möchte daher einen lauten Appell zu Achtsamkeit und Aktion an alle Eltern richten, denen auffällt, dass ihr Kind »eine schlampige, schiefe Haltung« hat. »Vom Tragen der Schultasche auf einer Seite« käme der Schulterhochstand, das höre ich oft, und ich merke immer wieder, wie wenig bekannt diese Erkrankung ist, dabei sind Schätzungen in Fachkreisen zufolge bis zu fünf Prozent der europäischen Bevölkerung von Skoliose betroffen.

Hypermobilität

Vor einigen Jahren kam eine Mutter mit ihrer Tochter zu mir in die Praxis. Die Elfjährige litt unter nächtlichen Rückenschmerzen, dementsprechend unter permanentem Schlafmangel sowie unter massiven, klopfenden Kopfschmerzen. Bei der Untersuchung stellte ich eine ganz besonders ausgeprägte Hypermobilität fest. Die Mutter meinte erfreut: »Das stimmt, das hat vor ein paar Jahren schon einmal ein Arzt gesagt.« Auf meine Frage nach der Therapie sah sie mich erstaunt an. Sie hätte nicht gewusst, dass das eine Erkrankung sei: »Ich habe gedacht, der Arzt meint damit, dass meine Tochter für ihr damaliges Alter schon sehr viel mehr kann als andere Kinder …« Ich erfuhr im Laufe der Untersuchung, dass dieses besondere »Talent« selbstverständlich schon früh erkannt worden wäre und die Kleine schon seit ihrem vierten

BEDENK-ZETTEL FÜR DIE ELTERN:

Schauen Sie genau hin und achten Sie auf mögliche Symptome – früh erkannt sind die Heilungschancen sehr, sehr gut!

Lebensjahr zum Ballett gehe, weshalb man sich die Rückenschmerzen noch weniger erklären könne, weil sie ja extrem gut trainiert wäre.

Ich erzähle das auf keinen Fall, um mich über jemanden lustig zu machen, im Gegenteil. Das Beispiel zeigt, wie mangelnde Aufklärung und Halbwissen unsere Gesundheit schädigen können, und zwar ohne dass irgendeine böse Absicht oder Versäumnisse im Spiel wären. Wenn der Arzt »Presbyopie« diagnostiziert, werden nur diejenigen entspannt bleiben, die wissen, was das Wort bedeutet. Diejenigen, die es nicht wissen, werden sich erschrecken und sofort nachfragen. Hingegen klingen weder »hyper« noch »mobil« lebensbedrohlich, und schon sind wir unbesorgt. Den wenigsten ist bewusst, dass es sich dabei um eine Erkrankung handelt.

Die meisten von uns kennen jemanden, der Knie oder Ellenbogen über 180 Grad durchstrecken oder die Finger um 90 Grad nach hinten verbiegen kann. Andere berühren bei durchgestreckten Knien spielend mit den Handflächen den Boden und freuen sich, weil sie meinen, besonders beweglich zu sein oder etwas zu können, das nicht jeder kann. Man spricht von einem Gelenküberbeweglichkeits-Syndrom, in der medizinischen Fachsprache Hypermobilitätssyndrom genannt. Die Ursache für Hypermobilität ist eine Bindegewebsschwäche, die sehr oft vererbt wird und innerfamiliär gehäuft auftritt.

Babys sind immer hypermobil, denn wenn wir zur Welt kommen, ist unser Bewegungsapparat noch nicht entwickelt. Erst nach und nach reifen unsere Gelenke, die Knochen, die Wirbelsäule und der gesamte Bandapparat. Mit dieser Festigung schränkt sich die ursprüngliche Überbeweglichkeit ein, und die Gelenke erhalten jenen Grad der Beweglichkeit, der von Natur aus für das optimale Funktionieren unseres Körpers gedacht ist. Dieser Zustand wird normalerweise in der Pubertät erreicht. Schon ab dem mittleren Erwachsenenalter setzt dann aber der umgekehrte Prozess ein: Die Gelenke und die Wirbelsäule nutzen sich ab, die Bänder verkürzen sich, die Muskeln verhärten sich. All das verringert unsere Beweglichkeit und macht uns steif – es sei denn, wir bewegen uns ausreichend. Menschen mit einer angeborenen Überbeweglichkeit bleiben auch im Alter meist *zu* beweglich, und das kann Schmerzen verursachen, deshalb ist ausgleichendes Training so wichtig.

Durch die Schwäche von Muskeln, Sehnen und Bindegewebe werden Gelenke und Wirbelsäule stärker beansprucht. Abnutzungen an den Gelenken und der Wirbelsäule, Bandscheibenvorfälle und sogar gehäufte Knochenbrüche sind die möglichen Folgen. Es kommt aber auch zu Meniskuseinrissen, Sehnenscheidenentzündungen, wiederholten Gelenkausrenkungen, Leistenbrüchen, Kreuzschmerzen und generellen Muskelbeschwerden. Fußfehlstellungen sind ebenfalls keine Seltenheit, da das Fußgewölbe durch die sonst stützenden Sehnen zusammenbricht. Grundsätzlich kann das Bindegewebe auch an inneren Organen eine Schwäche aufweisen und zu Störungen wie Gebärmuttervorfall, ungewolltem Harnverlust, Krampfadern, Zahnfleischbluten und Zahnfleischschwund und einer gestörten Wundheilung führen. Auch Divertikel, das sind Ausstülpungen der Darmwand, treten häufig auf.

Eine einwandfreie Diagnose und Abgrenzung zu anderen Erkrankungen mit sehr ähnlichen Symptomen ist auch hier unabdingbar für präventive Behandlungsmaßnahmen. Ein englischer Rheumatologe hat die Beighton-Score-Kriterien zur Diagnose entwickelt:

- Überstreckbarkeit der Langfinger in ihren Grundgelenken bis zu 90 Grad,
- Beugung des Daumens so weit, dass er parallel zum Unterarm diesen berührt,

- Überstreckbarkeit der Ellenbogengelenke um mindestens 10 Grad,
- Überstreckbarkeit der Kniegelenke um mindestens 10 Grad,
- das problemlose Ablegen der Handflächen auf den Boden bei vorgebeugter Wirbelsäule und gestreckten Knien.

Treten zumindest drei dieser Symptome symmetrisch auf, und kommen Gelenkschwellungen und -schmerzen dazu, gilt die Diagnose Hypermobilitätssyndrom als sehr wahrscheinlich.

Eine frühe Erscheinungsform, die auf das Hypermobilitätssyndrom hindeuten kann, sind Schwierigkeiten beim Laufenlernen Ihres Kindes. Das Überbeweglichkeitssyndrom ist nicht harmlos, denn es birgt großes Potenzial für Beschwerden im Alter. Die Behandlung beginnt also bereits bei der Prävention. Hypermobile Kinder und Jugendliche sollten keinesfalls ihr »Talent« ausnutzen und vielleicht auch noch darin gefördert werden – daher gilt besonderes Augenmerk den Sportarten, die betroffene Kinder ausüben können, sollen, dürfen. Stabilisierende Muskelkräftigung sollte bei der präventiven Therapie im Vordergrund stehen, um Wirbelsäule und Gelenke zu entlasten und die Überbeweglichkeit einzudämmen. Vorsichtiges Muskeltraining behutsam gesteigert kann gut funktionieren, Dehnungsübungen und mobilisierende Gymnastik dagegen können problematisch sein.[23]

Schiefhals

Der Begriff »Torticollis« leitet sich vom Lateinischen ab und bedeutet in etwa »gedrehter« oder »gekrümmter« Hals. Der Hals ist schief und die Bewegung des Kopfes erheblich eingeschränkt. Die Ursachen für einen Schiefhals können sehr ver-

schieden sein, und dementsprechend unterschiedlich fallen auch Behandlung und Prognose aus. Die Schiefhaltung des Kopfes geschieht unwillentlich, ist nicht etwa eine schlechte Angewohnheit und kann entweder gar nicht oder nur unter Schmerzen kurzzeitig aufgehoben werden. Das Ausmaß der Fehlhaltung variiert und hängt von der Ursache ab. Je nachdem, wie und in welche Richtung der Kopf sich neigt, unterscheidet man in der Medizin:
- Wenn der Kopf gedreht ist, spricht man von einem rotatorischen Torticollis,
- ist er zur Schulter hin geneigt, liegt ein Laterocollis vor,
- einen nach vorn oder hinten geneigten Kopf nennt man Anterocollis beziehungsweise Retrocollis.

Wenn eine muskuläre Beteiligung vorliegt, kann man einen Schiefhals sogar noch einmal genauer untergliedern. Um einen Torticollis handelt es sich nämlich streng genommen nur dann, wenn jene Muskeln betroffen sind, die auf die Halswirbelsäule wirken. Es können aber auch Halsmuskeln die Ursache für die Fehlhaltung sein, die direkt am Schädel ansetzen, und dann spricht man von einem Torticaput oder einem Laterocaput. Das Ganze gibt es auch kombiniert: So kann der Hals etwa gleichzeitig gedreht und zur Schulter geneigt sein.

Anhand der Ursachen für einen Schiefhals ergibt sich folgende Unterteilung:
- Ein muskulärer Schiefhals, der angeboren ist oder während der Geburt entsteht,
- der ossäre Torticollis, wenn die Fehlbildung von den Knochen herrührt,
- der Torticollis spasticus (auch Torticollis spasmodicus) ist auf neurologische Störungen zurückzuführen und gleichbedeutend mit der zervikalen Dystonie,

- der akute Schiefhals als Folge eines HWS-Syndroms (als Sammelbegriff für alle Beschwerden, die ihren Ursprung in der Halswirbelsäule haben),
- der infektiöse Torticollis, der durch Entzündungen im Halsbereich ausgelöst wird,
- der Torticollis durch Narbenbildung,
- der okuläre beziehungsweise otogene Schiefhals, dem eigentlich eine Seh- oder Hörschädigung zugrunde liegt.[24]

Das zeigt, wie zahlreich die infrage kommenden Auslöser sind. Infolgedessen sind auch die Auswirkungen unterschiedlich. Je nach Ursache etwa tritt der Schiefhals entweder erst im mittleren Erwachsenenalter auf oder besteht schon von Geburt an. Die genaue Ursachenforschung im Rahmen der Diagnostik ist wie immer das Um und Auf, und sie ist leider so selten möglich geworden innerhalb unseres Gesundheitssystems. Ich behaupte außerdem: »Schiefhals« ist keine besonders charmant klingende Diagnose und wird schon allein deshalb negiert. Tun Sie das nicht, sondern reagieren Sie, wenn Ihr Kind vorwiegend in eine Richtung schaut, die Kopfdrehung zur anderen Seite meidet, das Stillen auf einer Brustseite möglicherweise erschwert ist, der Kopf zur Seite geneigt und der Schulter-Ohr-Abstand unabhängig von der Lage Ihres Babys konstant auf einer Seite verringert ist oder wenn Ihr Kind einen verformten Kopf hat (zum Beispiel eine Abflachung am seitlichen Hinterkopf, oder möglicherweise ist eine Stirnseite höher als die andere). All das könnten Torticollis-Anzeichen sein. Ignorieren Sie sie nicht, sondern bestehen Sie auf einer Überprüfung!

Zu einem Schiefhals kann es bei Fehllagen im Mutterleib oder aufgrund von Zerrungen der Nackenmuskulatur bei der Geburt kommen. Das Baby nimmt eine Schonhaltung ein, um seine Muskulatur zu entlasten. Ebenso können eine einseitige

Lichtquelle oder ein einseitiges Spielangebot einen Schiefhals begünstigen: Blickt Ihr Kind immer nur in eine Richtung (dorthin, wo der Reiz herkommt), zementiert sich dieses Muster ein.
Je früher und je exakter diagnostiziert und entsprechend gegenbehandelt wird, desto eher kann den unzähligen Spätfolgen dieses Krankheitsbilds entgegengewirkt werden.

Hüftdysplasie

Bei der Hüftgelenksdysplasie handelt es sich um eine häufige angeborene Fehlanlage des Hüftgelenks. Dabei ist die Gelenkpfanne zu klein respektive zu wenig tief. In ausgeprägten Fällen kann der Oberschenkel-Hüftgelenkskopf teilweise oder vollständig aus der Hüftpfanne rutschen. In diesen Fällen spricht man von Subluxation beziehungsweise Luxation des Hüftgelenks. Die Hüftgelenksdysplasie ist eine der häufigsten angeborenen Fehlbildungen. Dabei handelt es sich meistens um eine Reifungsstörung der Hüfte, genauer gesagt der Pfannendachverknöcherung. Die Gelenkpfanne ist zu klein angelegt, und dadurch ist der Hüftkopf nur unzureichend überdacht. In weiterer Folge kann sich eine sogenannte Hüftluxation entwickeln.
- Hüftgelenksdysplasie: Die Hüftgelenkspfanne ist noch nicht genügend ausgebildet.
- Hüftgelenksluxation: Der Hüftgelenkskopf rutscht aus der Gelenkpfanne heraus.

Verlässt der Hüftkopf die Pfanne teilweise, spricht man von Subluxation, bei komplettem Herausrutschen von Luxation. Diese Ausrenkung wird einerseits durch die Dysplasie begünstigt, andererseits auch durch gleichzeitig bestehende

Fehlstellungen des Schenkelhalses. Eine Hüftdysplasie ist eine angeborene Fehlstellung und daher nicht zu verhindern – sie wird meiner Erfahrung nach dennoch viel zu wenig akkurat diagnostiziert. Dabei könnte bei entsprechender Diagnose und entsprechendem Entgegenwirken das Risiko, dass sich aus der Dysplasie eine Luxation entwickelt, verringert werden. Besonders ungünstig sind vorzeitige Streckstellungen im Hüftgelenk. Zur Ausreifung muss das Hüftgelenk weiterhin in jener Beugestellung gehalten werden können, die das Baby unter normalen Umständen im Bauch der Mutter eingenommen hat. Die Hüftdysplasie selbst führt meistens zu keinen wahrnehmbaren Beschwerden bei Neugeborenen. Diese Information und Wahrnehmung ist wohl auch der Grund dafür, dass Mütter häufig auf die empfohlenen Maßnahmen verzichten, die von speziellen Wickeltechniken bis hin zu Schienen führen und dieser Fehlbildung wirksam entgegenwirken könnten. Wird die Fehlbildung allerdings nicht rechtzeitig erkannt und behandelt oder gar ignoriert und nicht ernst genommen, kann eine Hüftluxation auftreten. Die Kinder können dann das betroffene Bein nicht ausreichend zur Seite abspreizen. Weitere Hinweise können verspätetes Gehen, belastungsabhängige Schmerzen im Bereich der Leisten oder der seitlichen Hüfte sowie ein- oder beidseitiges Hinken sein. Als Spätfolge kann im Erwachsenenalter eine Hüftarthrose entstehen, weil durch das zu kleine oder komplett fehlende Pfannendach die Gewichtsübertragung vom Oberschenkel auf das Becken ungünstig verteilt ist und es dadurch zu einem vorzeitigen Verschleiß des Hüftgelenks kommt. Das kindliche Hüftgelenk kann nur bis zum Ende des zweiten Lebensjahres nachreifen. Eine korrekte und frühzeitige Diagnose ist wesentliche Voraussetzung für eine erfolgreiche Behandlung, aber leider sehe ich in meiner Praxis, dass die Hüftdysplasie nicht immer einwandfrei diagnostiziert wird.[25]

BEDENK-ZETTEL
FÜR DIE ELTERN:

Wenn Sie das Glück haben, dass eine Hüftdysplasie bei Ihrem Baby so früh erkannt worden ist, seien Sie froh, denn Sie können Ihrem Kind viel ersparen. Verzichten Sie nicht auf die empfohlenen Maßnahmen, nur weil Ihr Baby keine Schmerzen hat!

TOP AM BILDSCHIRM, FLOP AM SCHNÜRSENKEL

Bevor ein Kind zur Schule geht, sollte es schwimmen, Rad fahren, Purzelbäume schlagen, rückwärtslaufen können und vieles mehr. Die Realität sieht anders aus, das sehe ich jeden Tag, und das beweisen auch immer mehr Studien. Lange Zeit gab es keine wirklich relevanten Statistiken, das ist gut nachvollziehbar, denn welcher Elternteil gibt schon gern und ohne Weiteres zu, dass sein Kind nicht rückwärtslaufen kann?

Viele Kinder sind motorisch zurückgeblieben – am Bildschirm kennen sie sich teilweise besser aus als die Eltern, aber für die Schleife bei den Schnürsenkeln muss häufig der Kindergartenpädagoge ran. Anfang der 1970er-Jahre entwickelten deutsche Erziehungswissenschaftler einen Test, mit dem noch heute die Körperkoordination von Kindern und Jugendlichen gemessen wird. Der Test besteht aus auf den ersten Blick simplen Übungen wie Rückwärtsgehen und seitlichem Hin-und-her-Hüpfen. Normwerte bilden die Vergleichsbasis. In den 1970er-Jahren wurden diese Vorgaben noch recht häufig erfüllt, aber schon Anfang der 1990er-Jahre blieben im deutschsprachigen Raum fast 30 Prozent der Grundschüler in ihrer Koordinationsfähigkeit unter der Norm, und zur Jahrtausendwende waren es sogar mehr als die Hälfte.[26] Der Trend zum motorisch zurückgebliebenen Kind hält an. Sprossenwand hochklettern, Purzelbaum schlagen, auch die Ausdauer ist schlechter geworden, manche Kinder melden sich vom Schulwandertag ab, weil sie (oder die Eltern) sich die zu bewältigende Distanz nicht zutrauen. Unsere Kinder sind fitter an der Computermaus und am Joystick als beim Schwimmen oder Turnen.

Wenn nun der Ernst des Lebens anfängt und unser Kind zur Schule muss, baut das die bereits entstandenen körperlichen Schäden respektive deren Disposition sowie bereits erworbene motorische Defizite weiter aus. Unser Kind drückt nun täglich zumindest am Vormittag die Schulbank, die Pausen und die Turnstunden ausgenommen. Erinnern Sie sich, dass ich eingangs von der sinkenden Lebenserwartung geschrieben habe? Nun, immerhin wird der durchschnittliche Österreicher 79,4, die durchschnittliche Österreicherin 84 Jahre alt, aber stellen Sie sich das einmal auf einer Linie vor. Wir sind bei 6 von 79,4 beziehungsweise 84 Jahren – und da ist nun schon einiges passiert, was nur noch schwer sanierbar ist.

Kopfschmerzen

> *Conrads Mama überlegt, ob Conrads Kopfschmerzen – Kopfschmerzen sind ja eher unüblich mit sechs Jahren – von den ungewohnten Anforderungen in der Schule kommen oder er sich einfach vor dem Turnen drücken will, denn das ist nicht sein Lieblingsfach, und wenn Conrad Kopfweh hat, darf er neben dem Lehrer sitzen und zusehen.*

Bereits bei Kindern treten Kopfschmerzen immer häufiger als selbstständiges Krankheitsbild auf, das heißt als primärer Kopfschmerz und nicht als Symptom einer anderen Erkrankung. Kinder können vom ersten Lebensjahr an unter Kopfschmerzen leiden, viele können diese Schmerzen aber bis zum Grundschulalter nicht richtig benennen. Sie sprechen dann oft von Bauchschmerzen oder Übelkeit, meinen aber Kopfschmerz. Aus internationalen Studien ist bekannt, dass die Kopfschmerzprävalenz mit der Einschulung drastisch steigt. So klagt aktuellen Erhebungen zufolge jedes fünfte Kind im Vorschul- und Grundschulalter über Kopfschmerzen, bei den Jugendlichen ist es bereits jeder dritte. Haben im ersten Schuljahr häufiger Jungen Kopfschmerzen, dreht sich das Bild bis zur Pubertät. Etwa ab dem 14. Lebensjahr liegt das Übergewicht bei den Mädchen. Nach Angaben der Deutschen Migräne- und Kopfschmerzgesellschaft (DMKG) haben bis zum zwölften Lebensjahr rund 90 Prozent der Jungen und Mädchen bereits Erfahrungen mit Kopfschmerzen, bis zu 12 Prozent davon leiden unter Migräne.[27]

Wenn Ihr Kind häufig über Kopfschmerzen klagt, sollten Sie die Ursache unbedingt mit Ihrem Kinderarzt abklären, um andere Erkrankungen ausschließen zu können und um eine Chronifizierung zu verhindern. Die häufigsten Ursachen primärer Kopfschmerzen sind in unserer heutigen Zeit allerdings so vielfältig wie vermeidbar: Bewegungsmangel, Schlafmangel, ständiges Vor-dem-Bildschirm-Sitzen, Haltungsschäden. Mit dem neuen Lebensabschnitt »Schule« kommen auch Belastungen wie Stress, Ängste und Sorgen hinzu, die sich in Kopfschmerzen ausdrücken. Experten erklären sich das mit den Leistungsanforderungen, die das Kind in der Schule erfüllen muss. Stress und Druck steigern Kopfschmerzen, und Ärzte raten, Kopfweh so früh wie möglich zu behandeln, um eine Chronifizierung zu verhindern. Das ist schon richtig, allerdings sehe ich auch hier regelmäßig die Diagnostik versagen, denn meistens wird das Symptom behandelt und nicht nach den tiefer liegenden Ursachen für den Kopfschmerz geforscht: Ich sehe in meiner Praxis zu viele Kinder, die ihre Medikamente gegen Kopfschmerzen in der Schultasche mit sich herumtragen und über die Dosierung selbst entscheiden, während sie massive Haltungsschäden aufweisen, sich vorwiegend zwischen Fernseher, Computer- oder Mobiltelefonbildschirm und Kühlschrank bewegen und an ihren Kopfschmerzen verzweifeln. Fachleute raten nicht umsonst, Kopfschmerzen und Migräneattacken bei Kindern möglichst ohne Medikamente zu behandeln. Es gibt auch Kopfschmerzen, die bei Medikamentenübergebrauch auftreten, etwa wenn das Kind über einen längeren Zeitraum Schmerzmittel eingenommen hat. Den Grund für diese Kopfschmerzen sehen Experten in einer schmerzmittelbedingten Erschöpfung des körpereigenen Schmerzabwehrsystems. Die Folge: mehr Schmerzen bis hin zum Dauerkopfschmerz.[28]

Stress und Leistungsdruck können sich in Kopfschmerzen äußern, aber das liegt nicht am Stress und am Leistungsdruck, sondern daran, dass unsere Kinder damit heute nicht mehr umgehen können. In bester Absicht sind wir in unserer heutigen Gesellschaft darauf bedacht, alles von unseren Kindern fernzuhalten, was sie auch nur in die Nähe von Anforderung bringen könnte. Wir polstern die Welt um unsere Kinder herum mit Watte aus, anstatt sie auf die Welt da draußen, die reale, vorzubereiten. Dort gilt es nun einmal, Leistung zu zeigen, und ja, die Ansprüche können zu Überforderung führen, aber das ist völlig ungefährlich und nichts, wovor wir unsere Kinder bewahren sollten. Im Sport nennt man das den Trainingseffekt. An gut dosierter Überforderung wachsen wir und steigern uns. Im Hobby- wie im Leistungssport geht es um die richtige Balance zwischen Training und Regeneration. Dasselbe gilt für alle anderen Lebensbereiche.

Wenn ein Kind genug Ausgleich zu den täglichen schulischen Anforderungen hat, ist es sehr viel mehr im Gleichgewicht und hält dem sehr viel besser stand. Stattdessen diskutieren wir, ob wir nicht besser die Noten abschaffen. Zu viele Durchgefallene bei der Mathematik-Reifeprüfung, und schon erheben Eltern und Lehrkräfte die Forderung, die Prüfung moderater zu gestalten. Unsere Kinder haben kaum mehr Erwartungen an sich, sie stellen keine Forderungen mehr an sich – sie erwarten, fordern und verlangen nur mehr außerhalb ihrer selbst. Disziplin und Konsequenz sind zu negativ konnotierten Wörtern geworden. Es gibt Abschnitte im Leben, die nicht mit Watte gepolstert sind, es gibt Rückschläge, es gibt Verletzungen, es gibt Situationen, in denen man sich tatsächlich zurück an den Start begeben und wieder von vorn anfangen muss – auch in meinem Leben war das so, und ohne Disziplin und Konsequenz wäre mir die Übung nicht gelungen.

Stress und Überforderung sind nicht die Ursache für Kopfschmerzen, sondern wie unsere Kinder mit Druck umgehen und was wir sie gelehrt haben, daraus zu machen. Ausreichend Schlaf, Vorbereitung, Ruhepausen, begrenzter Medienkonsum, regelmäßige Essenszeiten, Bewegung, Sport, gesunde Ernährung, ausreichend Flüssigkeit – wie viele und welche der genannten Begriffe (außer »ausreichend Flüssigkeit«) haben Sie beim Lesen heimlich und in Gedanken gestrichen, weil Sie es Ihrem Kind nicht zumuten wollen oder ihm nicht zutrauen?

Albtraum Schulsport

Ein Blick auf die Anzahl der Turnstunden pro Woche und die Erinnerung daran, mit welchem Gegenwind die Diskussion um die tägliche Turnstunde in Österreich geführt wurde, ver-

BEDENK-ZETTEL FÜR DIE ELTERN:

An gut dosierter Überforderung steigern wir uns. Packen Sie Ihr Kind nicht in Watte und gleichen Sie vermeintlichen Leistungsdruck nicht mit Medikamenten aus!

deutlicht den Stellenwert von Sport in unserem Bildungssystem. Ebenso der verpflichtende Ausbildungsstand bei jenen, die unsere Kinder beim Sport begleiten und betreuen, und das heillose Durcheinander bei Lehrplänen und deren Durch- und Umsetzung.

Wenn ich es mir aussuchen könnte, hätte ich gern sechs Stunden Sportunterricht und lieber dreimal zwei Stunden als sechsmal eine Stunde. Bis die Kids umgezogen sind, einen Parcours für ein Zirkel- oder Koordinationstraining aufgebaut oder das Volleyballnetz fixiert haben, ist die Stunde zur Hälfte vorüber. Für reinen Sport bleiben keine 30 Minuten, und deshalb plädiere ich für Sport als Doppelstunde. Sport als Einzelstunde, pardon, aber das können wir in der Pfeife rauchen. Nach dem wahrscheinlichen Aus für das Spiel Völkerball, mit dem häufig die verbleibende Turnstunde gefüllt wurde und das Experten aber im Sommer 2019 als »Mittel der Unterdrückung« beziehungsweise »legalisiertes Mobbing« entlarvt haben, wird es eng mit dem Unterrichtsstoff.

Trotz gegenläufiger Diskussionen poche ich auf die Beibehaltung von Sportnoten. Wie kommen wir überhaupt auf die Idee, das abschaffen zu wollen? Ein Lehrer, der seinen Job versteht, findet Stärken und fördert Schwächen. Aber aus Bodyshaming-Gründen mit der Benotung vorsichtig sein zu müssen beziehungsweise sie gänzlich abschaffen zu wollen, ist doch absurd. Selbstverständlich kann ein adipositasbetroffener Teenager eine Eins in Sport bekommen: weil er sich vor keiner Turnstunde drückt, weil er sich bemüht zu schaffen, was er nicht kann, weil er selbst kleinste Fortschritte als Motivation nimmt, nicht aufzugeben. Wie ist das im Deutschunterricht oder wenn ich nicht mathefit bin? Da fordert auch niemand die Abschaffung der Noten.

BEDENK-ZETTEL
FÜR DAS SYSTEM UND FÜR DIE ELTERN:

Wie sollen unsere Kinder lernen, sich und ihre Leistung einzuordnen? Schulnoten sind Orientierung, kein Druck.

Bei allem, was vom Säuglingsalter aufwärts versäumt oder falsch gemacht werden kann – und unwissentlich falsch gemacht wird und sich eindeutig in unseren Krankenstatistiken widerspiegelt – und bleibende oder spätere Schäden aller Art vorgibt, gibt es keine verpflichtende Fachausbildung für Sport in der Kindergartenpädagogik, wo auf erste Haltungsschäden (Füße, Bewegungs- und Gelenkapparat) eingegangen und ihnen entgegengewirkt werden könnte. Eine Kindergartenpädagogin kann eine Fachausbildung für den Umgang mit Kindern mit motorischen und geistigen Defiziten machen, aber eine sportpädagogische Grundausbildung für Kindergartenpädagoginnen gibt es nicht.

Sportunterricht in österreichischen Grundschulen wird von Lehrpersonal betreut, das zumeist keine besondere sportpädagogische Ausbildung hat. Diese Lehrkräfte dürfen Sport aber als Nebenfach unterrichten. Auch in diesem Alter könnte man bestimmten Symptomen noch sehr effizient entgegenwirken bei einem entsprechend geschulten Blick, einer adäquaten Ausbildung und geeigneten Lehrplänen, vor deren Umsetzung sich auch nicht herumgedrückt wird. Sport ist das Stiefkind in unserem Bildungssystem.

Unsere Kinder hängen mit Haltungsdefiziten an ihren Schulbänken herum, erst wenn das Wort »Prüfung« fällt, richten sie sich auf.

Ich plädiere für tägliche Bewegungseinheiten, ich rede nicht von den Turneinheiten – und Lehrer sollten endlich erkennen, welches Potenzial in Bewegung steckt. Wieso nicht eine Mathematikstunde im Gehen absolvieren oder eine Runde Hip-Hop in den Deutschunterricht einbauen? Nicht jedes Mal, aber hin und wieder. Das propagierten schon die Schüler des Aristoteles, die Peripatetiker: beim Gehen denken und beim Denken gehen.

DENK-ZETTEL FÜR DIE POLITIK:

Wir brauchen eine verpflichtende sportpädagogische Grundausbildung für Kindergartenpädagogen. Die Eltern können gar nicht alles erkennen, was sich möglicherweise an Haltungsschäden schon manifestiert hat, aber die Pädagogen MÜSSEN dazu in der Lage sein.

DENK-ZETTEL FÜR DIE POLITIK:

Grundlegende Reform der Lehrpläne für Bewegung und Sport an unseren Schulen und grundlegende Reform der verpflichtenden Ausbildungspläne für unsere Pädagogen! Bewegung! Jetzt!

Krankmacher Digitalisierung

> *Carla wünscht sich zum Geburtstag ein Smartphone. Conrad hat auch eines und einige Kinder in der Schule ebenfalls. Was sie damit machen möchte, will der Papa wissen. Carla zuckt mit den Schultern. Was denn die anderen Kinder damit machen, fragt der Papa, »doch nicht etwa telefonieren«. »Lustige Videos angucken, Spiele spielen und die Mama anrufen, damit sie abgeholt werden, wenn es regnet ...« Carla bekommt ihr Mobiltelefon zum Geburtstag, sie hat es mit dabei, aber sie benutzt es kaum. Das ist wohl ein ähnlicher Effekt wie bei Conrad, der auch sofort ein neues Rad wollte, als er das von Carla gesehen hat. Seither steht Conrads neues Rad in der Garage, denn Conrad beschäftigt sich lieber drinnen. Conrads Papa ärgert das, Conrad würde ein wenig mehr Bewegung nicht schaden, meint er, aber bevor es herumsteht, wird er versuchen, es im Internet zu verkaufen, ist ja nagelneu und quasi unbenutzt. Carlas Eltern haben zwar das Geld für das Telefon ausgegeben, aber es ist ihnen lieber, das Smartphone liegt herum als dass das Fahrrad stehen bleibt. Das behalten sie den Nachbarn gegenüber aber natürlich für sich.*

Rund 6 Prozent der sechs- bis siebenjährigen Kinder in Deutschland besaßen 2018 bereits ein eigenes Smartphone. In der Altersgruppe der Acht- bis Neunjährigen waren es 33 Prozent, bei den Zehn- bis Elfjährigen 75 Prozent. Der Anteil der Smartphone-Besitzer unter den Zwölf- bis Dreizehnjährigen in Österreich beläuft sich 2019 bereits auf 95 Prozent[29], der Trend ist unschwer abzulesen. Mobile Medien gehören heute zum Alltag der meisten Kinder. Praktisch: Immer griffbereit, und die Kids sind erst einmal beschäftigt. Während langer Autofahrten spielen sie *Angry Birds*, vor dem Schlafengehen dürfen sie noch *Harry Potter* gucken.

Ich glaube aber nicht daran, dass die frühe intensive Beschäftigung mit Medien unseren Kindern nutzt, auch wenn es immer wieder Stimmen gibt, die das Gegenteil behaupten, wie etwa britische Wissenschaftler im Fachjournal *Psychological Science*[30]. Das Wohlbefinden steige, je mehr Zeit Kinder vor einem Bildschirm verbringen, sagen sie – zumindest bis zu einem bestimmten Punkt, und erst, wenn sie diese Zeitspanne überschritten hätten, nehme das Wohlbefinden ab. Wann dieser Zeitpunkt erreicht sei, hänge zum einen davon ab, um welchen Wochentag es sich handle, und zum anderen, um welchen Bildschirm.

In Sachen Bildschirm ist sich die Forschung weitgehend einig. Die starken Blauanteile des Lichtes, mit dem Leuchtdioden (LEDs) ausgestattet sind, machen munter: LED-Licht beeinflusst die Melatonin-Produktion und kann den Schlaf stören. Das Dunkelhormon Melatonin, das die Schlafbereitschaft steigert, wird vor allem durch die starken Blauanteile des Lichtes solcher Geräte unterdrückt und hindert den Körper daran, zur Ruhe zu kommen. LED-Licht beeinflusst direkt das Gehirn und vertreibt die Müdigkeit – das ist vor allem bei Kindern und Jugendlichen gesundheitsschädigend. Leuchtdioden haben im Vergleich zu älteren Bildschirmen einen sehr hohen Anteil an blauem Licht. Unser Auge nimmt die Blaufärbung nicht wahr, wir empfinden das Bildschirmlicht als weißlich.

Aus noch einem Grund glaube ich nicht, dass frühe und intensive Beschäftigung mit digitalen Medien von uneingeschränktem Nutzen ist: Wer lernt, bei jeglicher Frage die Suchmaschine zu aktivieren, *ver*lernt, sein Gehirn zu benutzen, selbst die Lösung zu finden und Gespeichertes abzurufen. Wozu sich anstrengen, wenn es so einfach geht? Gerade Kinder im Vorschulalter und in den ersten Schuljahren müssen doch erst einmal lernen, mit sich selbst und anderen immer besser und selbstständiger zurechtzukommen. Der Bildschirm ist kein Gegenüber, von dem man das lernen kann. Es gibt selbstverständlich Anwendungen, mit denen Kinder spielerisch lernen können und die durchaus wertvoll sind, aber das Maß scheint verloren gegangen zu sein: Der Anteil jener Kinder zwischen 6 und 13 Jahren, die regelmäßig draußen spielen, ging deutlich zurück: von 73 Prozent 1990 auf 46 Prozent 2004 und 21 Prozent 2009. 2018 gaben nur noch 18 Prozent der Schulkinder an, dass sie fast täglich im Freien spielen.[31]

Viel Zeit vor dem Bildschirm, wenig Zeit draußen an der frischen Luft und in Bewegung sind ein wahnsinnig guter Nährboden für Kopfschmerzen und Haltungsschäden aller Art. Als ich Kind war, hatte ich ebenfalls ein soziales Netzwerk – das war draußen, gemeinsam mit den anderen Kindern.

Nominiere E-»Sport« zum Unwort des Jahrzehnts

E-»Sport« ist aus meiner Sicht ein Unwort. Ich habe nichts gegen professionelles Gaming einzuwenden; neben der Beherrschung des eigentlichen Computerspiels benötigen die Spieler verschiedene motorische und geistige Fähigkeiten, um im Wettkampf erfolgreich zu sein. Motorisch sind für den Spieler vor allem Hand-Augen-Koordination und Reaktionsgeschwindigkeit von Bedeutung. Räumliches Orientierungsvermögen, Spielübersicht, Spielverständnis, taktische Ausrichtung, Durchhaltevermögen, vorausschauendes und laterales Denken zählen zu den geistigen Anforderungen. Das ist in Kombination durchaus anspruchsvoll, hat aber in Summe mit Sport nichts zu tun, und der Begriff E-»Sport« verleitet Jung

BEDENK-ZETTEL FÜR DIE ELTERN:

Achten Sie auf die Balance zwischen Bildschirm- und Draussen-Zeit, leben Sie Ihren Kindern vor, dass es auch eine Offline-Welt gibt.

wie Alt zu verkehrten Assoziationen. Die wenigsten gamen professionell und sind nicht annähernd so fit wie die Profi-Gamer in der Top-Liga. Und vor dem Bildschirm Aktionen zu setzen ist kein Sport.

Wo ist der Entwickler, der neue Games, neue Apps erdenkt, die nicht unsere Unbeweglichkeit unterstützen, sondern unsere Gesundheit und unsere Vitalität fördern, unsere Bewegungsfreude ankurbeln? Damit meine ich keine weitere der zahllosen im Netz kursierenden Vorturn-Apps, davon brauchen wir nicht noch mehr. Wenn ein optisch unerreichbares Model mir zeigt, wie Planks gemacht werden, werde ich mich mit einer untrainierten Körpermitte ziemlich schwertun beim Nachturnen und ziemlich sicher scheitern. Das Erlernen von Grundbewegungen, das Wahrnehmen des eigenen Körpers, das Spüren der eigenen Gelenke und deren Beweglichkeit zu fühlen und zu kontrollieren – die sensomotorische Bewegung wird nicht über digitale Medien funktionieren. Den richtigen Bewegungswinkel, die richtigen Achsen zu finden, bewegungs- und trainingstechnisches Richtig oder Falsch zu spüren, Hineinschulen in ein gesundes Bewegen – diese App hätte ich gern. Wenn die Körper unserer Helden die Kämpfe am Bildschirm austragen, werden wir nicht einmal merken, wie sich unser eigener Körper zunehmend von jeglichem Heldentum entfernt. Programme und Spielabläufe nehmen uns und unseren Kindern Fantasie, Kreativität und einen klaren Blick auf eine Situation. Vorgegebene Strategien sind vorgegebene Strategien, sie verhindern jede Eigeninitiative – und nun übersetzen Sie diesen Satz einmal ins Berufsleben.

Wir Menschen haben uns in der Evolutionsgeschichte relativ lange halten können, Körper, Geist und Seele konnten sich mitentwickeln. Seit der Digitalisierung ist die Geschwindigkeit technologischer Entwicklung um ein Vielfaches höher geworden, als unsere Körper und unsere Gehirne zur Umstellung und zur Anpassung in der Lage sind. Die Technologie hat die Evolution längst überholt. Wie oft hören Sie den Satz, und vielleicht haben Sie ihn auch selbst schon ausgesprochen: »Ich blicke überhaupt nicht mehr durch, was mein Mobiltelefon alles kann.«

»*Ich fürchte den Tag, an dem die Technologie unsere Menschlichkeit überholt, die Welt wird dann eine Generation von Idioten sein.*«
(Albert Einstein zugeschrieben, Bewegungslegastheniker)

ZWISCHEN BEMUTTERUNG UND ÜBERFORDERUNG

Aus Carla und Conrad sind zwei hübsche Teenager geworden. Es gibt nicht viele Sportarten, die Carla noch nicht ausprobiert hat. Die leichte Skoliose, die ihr vom Kinderarzt schon als Baby diagnostiziert wurde und die die Eltern extrem besorgt hat, hat sie dank ausgewogenen Trainings gut in den Griff bekommen, sie ist optisch unauffällig geblieben und verursacht überhaupt keine Beschwerden. Carlas Eltern haben ein paarmal festgestellt, dass sie sich wohl in der Pubertät befände, und sie mit einem angedeuteten Tritt in den Hintern nach draußen zum Austoben geschickt. Wenn Carla nicht mit ihren Freundinnen und Freunden verabredet ist, begleiten sie auch mal Mama und/oder Papa zum »Abreagieren« beim Sport, so hat jeder was davon.

Conrads Mama hat endlich ein Medikament für Conrad gefunden, das im Akutfall schnell gegen seine Kopfschmerzen hilft. Die sind nämlich mehr geworden, wahrscheinlich auch vom ständigen Streiten mit den Eltern. Conrads Mama hat sich auch ein Medikament verschreiben lassen, das ihre Nerven ein wenig schonen soll. Conrad ist in der Pubertät, und das ist anstrengend. Conrads Mama atmet auf, wenn Conrad mal aus dem Haus geht, aber das kommt eher selten vor, Conrad ist meistens in seinem Zimmer und sitzt vor dem Bildschirm. Er wird auch immer dicker, leider. Er lernt Python, das ist eine Programmiersprache, und er will nach der Schule ins Silicon

Valley gehen zum Arbeiten, sagt er. Studieren will er nicht, er will möglichst rasch raus aus der Schule, denn die Prüfungsangst und das Gefühl, anders zu sein als die anderen, das quält ihn schon sehr. Conrads Mama hat ihm auch was gegen die Panikattacken vor Schularbeiten besorgt, er nimmt heimlich zwei davon statt einer.

Als wäre Erwachsenwerden nicht schon verwirrend und anstrengend genug: Die Altersgruppe der 10- bis 14-jährigen Teenager wie auch die 14- bis 18-jährigen und teilweise noch darüber hinaus Pubertierenden sind eingeengt zwischen Bemutterung und Überforderung, zwischen Nicht-ernst-genommen-Werden und Selbstüberschätzung. Eingeengt und der Bewegungslosigkeit ausgeliefert. Wohin ich auch blicke, fehlen Spiel- und Bewegungsräume für junge Menschen. Teenager wollen nicht mehr auf den Spielplatz, ihre Lautstärke und Präsenz ist eine andere als jene der kleineren Kinder, und sie ecken überall an. Kindergeschrei, sind wir doch einmal ehrlich, kann einem gehörig auf den Keks gehen. Zuzugeben traut sich das kaum jemand. Kindern Grenzen aufzuzeigen ist in unserer Gesellschaft ein Ding der Unmöglichkeit geworden. Was erwarten wir denn von den jungen Menschen am Weg zum Erwachsenwerden? Wer sollte ihnen beigebracht haben, ab wann es Zeit ist, auf andere Rücksicht zu nehmen? Als sie klein waren, und das ist noch nicht so lange her, durften sie ihre Eltern und die Nachbarschaft an den Rand eines Gehörsturzes kreischen, und nun sollen sie sich still verhalten?

Es gibt kaum coole Bewegungsräume für diese Altersgruppe, für so etwas wird so gut wie kein Geld ausgegeben, und es ist nicht verwunderlich, dass viele Teenager an der Playstation hängen, anstatt nach draußen zu gehen. In Familien, in denen Sport und Bewegung eine untergeordnete oder gar keine Rolle spielen, haben die Kinder längst dieses Muster übernommen. In diesem Alter kommt auch die Anforderung der Selbstorganisation hinzu, denn nun ist es nicht mehr die Mama, die Verabredungen trifft und verschiedene Aktivitäten plant, sondern nun sind die Kids selbst gefordert, und wer Bequemlichkeit und Bewegungslosigkeit von klein auf gelernt hat, wird in diesem Alter meist nur dann zu einer Sportart kommen, wenn es Vorbilder und Freundschaften gibt, die den Weg dorthin ebnen.

Dass das Gehirn in der Pubertät verrücktspielt, weiß jeder. Jugendliche sind launisch, risikofreudig und unberechenbar, weil ihr Gehirn in dieser Zeit umgebaut wird und die einzelnen Bauabschnitte ungleich schnell vorankommen. Manches wird früher fertig, andere Hirnbereiche sind länger in Arbeit. Wer sich auf einer Großbaustelle umsieht, bekommt einen guten Eindruck davon, wie es im Denkorgan Pubertierender zugeht, und dennoch stoßen Pubertierende meist auf Unverständnis – und umgekehrt.[32] Erwachsene und insbesondere die Eltern sind ihnen peinlich, die Frustrationstoleranz ist auf beiden Seiten gering. Vorher gab es kaum Erwartungen. Was möglich war, wurde ihnen abgenommen, und nun gibt es plötzlich jede Menge Erwartungen der Erwachsenenwelt. Versorgt sein wollen und sich abnabeln wollen, Festhalten am Kindsein und Vermeiden von Verantwortung – ein schwerer Prozess, Statistiken und Berichte belegen das auch mit Zahlen. Bett, Kühlschrank, Bildschirm – das gibt es auch im Elternhaus. Einer Studie des *Statista Research Department* aus dem Jahr 2018 zufolge verlassen nicht berufstätige »Kinder« im Durchschnitt mit 25,6 Jahren das Elternhaus, in Deutschland mit 23,7 Jahren, in Schweden mit 18,5 und in Finnland mit 22 Jahren (um nur einige Beispiele zu nennen). Daten des Statistischen Bundesamts aus dem Jahr 2018 zeigen, dass heute 30-jährige junge Männer (diese Statistik bezieht sich nur auf

DENK-ZETTEL FÜR DIE POLITIK:

Unsere jungen Erwachsenen brauchen eigene Bewegungsräume. Auf dem Kinderspielplatz sind sie fehl am Platz, und überall sonst stören sie – wie soll da kein Frust entstehen?

das Alter, ob die Männer berufstätig sind, arbeitssuchend oder studieren, war nicht Gegenstand der Untersuchung) zu zwölf Prozent im Elternhaus wohnen. Ich glaube, das sind Werte – Skandinavien einmal ausgenommen –, die es noch nie gab. Vor 20, 30 Jahren konnte man es kaum erwarten, auf eigenen Beinen zu stehen.

Die Pubertät ist unvermeidbar und ein notwendiger Entwicklungsschritt, ein Individualisierungsschritt, in der Verwandtschafts- und Familienbeziehungen, Schicht- und Klassenzugehörigkeit, Traditionen und überlieferte Verhaltensweisen eine immer geringere Rolle spielen. In der es Aufgabe eines jeden einzelnen Menschen ist, mehr als je zuvor, seinen eigenen Weg zu finden, seine individuelle Aufgabe, seinen Platz in der Welt. Die Pubertät zeigt sich nicht bei allen Jugendlichen gleich deutlich im Verhalten. Auch relativ heftige Erscheinungsformen sind durchaus »normal« – wenn sie auch mitunter schwer auszuhalten sind. Pubertät hat weniger mit Hormonen zu tun, sondern ist Teil eines komplexen Ganzen, das sich gleichzeitig auf der physischen, seelischen und geistigen Ebene abspielt. Fantasien, Aggressionen und Leidenschaften branden auf, die alle nicht unbedingt gesellschaftskonform sind. Jugendliche lernen Gutes wie Böses kennen – und beides fasziniert sie gleichermaßen. Denn die Moral, die für das eine und gegen das andere spricht, ist (noch) nicht ihre Moral. Ihre eigene Moral wollen sie erst noch finden. Hauptaufgabe der Jugendlichen in der Pubertät ist es, sich freizustrampeln und in dem Chaos, in das sie sich stürzen, einen Weg zu finden, mit dem sie sich identifizieren können. Jugendliche während der Pubertät brauchen ein Gegenüber, also Menschen, an denen sie sich reiben können. Menschen, die standhaft bleiben. Jugendliche durch die Wirren der Pubertät zu begleiten, ist nicht immer eine dankbare Aufgabe. Erwachsene werden für die Jugendlichen zu Projektionsflächen für alles, von dem sie sich lossagen müssen, um einen eigenen Standpunkt finden zu können. Deshalb müssen wir die uns zugeschriebene Rolle auch einnehmen: unsere Meinungen, Haltungen, Ansichten offen(siv) vertreten, klar Stellung beziehen und Grenzen setzen. Aber auch zuhören, ernsthaft zuhören, und Interesse zeigen. Jugendliche haben ein Recht auf Rücksichtslosigkeit, denn Pubertät ist Egozentrik pur. Jugendliche suchen ihren eigenen Weg, wollen nichts Überkommenes ungeprüft bestehen lassen, wollen – und dürfen – sich grundsätzlich nicht »fügen«. Dabei testen und sprengen sie immer wieder bewusst und unbewusst die Grenzen von Sitte, Anstand und Moral und übertreten auch einmal das eine oder andere Gesetz. Sie brauchen Erwachsene als Vorbilder, als authentische Beispiele – aber solche, die Halt geben, solche, die standhalten.[33]

Junge Menschen sind in dieser Phase unglaublich empfänglich für alles, was das Weltbild der Erwachsenen stürzen könnte, und unser System unterstützt diesen Umstand mit Nachdruck. Ablehnung einerseits, null Angebot für Bewegung und Ausleben andererseits. Nicht alle jungen Menschen finden ein Fitnessstudio gut, und wenn, dann gehen sie häufig aus einer völlig falschen Motivation heraus dorthin: 80 bis 90 Prozent gehen nur ins Studio, weil sie anderen gefallen wollen – nicht etwa sich selbst. Auch nicht allen liegt außerdem Vereinssport. Teenager wollen sich darstellen, sie wollen an einem möglichst attraktiven Ort zeigen, was sie mit dem Skateboard und so weiter draufhaben. Wir haben aber so gut wie keine Jugendspielplätze mit entsprechendem Angebot für die Zielgruppe, wir haben keinen Platz für unsere Jugendlichen – bevor für unsere Heranwachsenden Geld in die Hand genommen wird, gibt es noch eher grünes Licht für eine weitere Hundewiese.

BEDENK-ZETTEL FÜR DIE ELTERN:

Die Körper von Pubertierenden sind in Bauabschnitt fünf, die Gehirnreife ist noch in Bauabschnitt eins. Da passiert allerlei Unfug – werfen Sie nicht die Nerven weg!

In einer Phase, in der ein junger Mensch sich abnabelt, gelingt nur mehr wenig Einflussnahme hinsichtlich Motivation in Richtung Bewegung und Sport. Übrig bleibt eine kleine Zahl an Sportlern und bewegungsaffinen Kindern. Bei den anderen müssen wir uns dringend fragen, was mit der überschüssigen Energie in der optimalsten Leistungszeit, in der genialsten Körperentwicklungszeit passiert. Was Eltern, Erziehungsberechtigte und Systeme bis hierher verbockt haben, ist nur mehr marginal sanierbar.

Wo schütten unsere Kinder ihre Glückshormone aus – und wobei?

Jugendliche neigen Studien zufolge stärker zu impulsivem und risikoreichem Verhalten als Erwachsene. »Wissenschaftler des Max-Planck-Instituts für Bildungsforschung haben untersucht, warum Jugendliche eher bereit sind, Risiken einzugehen. Das zentrale Ergebnis: Junge Menschen haben weniger Interesse an Informationen, die ihnen helfen würden, die Risiken ihres Verhaltens besser einzuschätzen, als etwa Erwachsene oder Kinder.« Das könnte auch erklären, warum Informationskampagnen, die Jugendliche über bestimmte Risiken aufklären sollen, wie beispielsweise Drogenmissbrauch, oft ins Leere laufen. »Es liegt nicht daran, dass Jugendliche kognitiv nicht in der Lage sind, sich mit der Thematik auseinanderzusetzen. Sie wollen schlicht neue Erfahrungen machen und probieren sich aus«, kommentiert Erstautor Wouter van den Bos vom Forschungsbereich Adaptive Rationalität des Max-Planck-Instituts für Bildungsforschung das Ergebnis der Studie. Selbst wenn Jugendlichen Informationen leicht zugänglich sind, zeigen sie nur eine geringe Motivation, sich mit diesen zu beschäftigen.« Diese Toleranz des Ungewissen erreicht seinen Höhepunkt im Alter zwischen 13 und 15 Jahren, schreiben die Forscher.[34]

Auch wenn aktuelle Studien nahelegen, dass der Drogenkonsum zurückgeht, beantworten diese Untersuchungen nicht die Frage nach einer möglichen und für mich sehr deutlich spürbaren und ersichtlichen Verlagerung auf andere Substanzen.

Morbus Scheuermann

Morbus Scheuermann ist eine Wachstumsstörung der Wirbelsäule. Es kommt, typischerweise in der Pubertät, durch Veränderungen der Wirbel zu einer verstärkten Wölbung der Wirbelsäule nach hinten, einer sogenannten Kyphose. Betroffen ist meist die Brustwirbelsäule mit der Folge eines Hohlrundrückens. Morbus Scheuermann ist die häufigste Wirbelsäulenveränderung bei Jugendlichen überhaupt. Mir sind keine repräsentativen Statistiken bekannt, die vorhandenen erfassen nur die diagnostizierten Fälle. Ich lese immer wieder von Schätzungen, dass bis zur Pubertät bis zu 20 Prozent der Jugendlichen von Morbus Scheuermann betroffen sein könnten, und ich kann sagen, dass sich diese Zahl mit dem deckt, was ich täglich in meiner Praxis behandle. Die Ursache von Morbus Scheuermann ist bis heute nicht eindeutig, eine gewisse erbliche Tendenz ist erkennbar, aber es ist unklar, ob sie genetisch oder vorlebensbedingt ist. Wird Morbus Scheuermann nicht entgegengewirkt, bildet sich diese Wachstumsstörung weiter aus. Am Anfang ist die Beweglichkeit der Wirbelsäule noch erhalten, später kann sie im erkrankten Abschnitt versteifen. Während des pubertären Wachstumsschubs ist die Wirbelsäule besonders anfällig für Fehlentwicklungen. Vermehrte Biegebelastung, wie durch langes gebeugtes Sitzen, und eine gleichzeitig schwache Rückenmuskulatur erledigen den Rest. Häufig entsteht kompensatorisch im Bereich der

Lendenwirbelsäule ein verstärktes Hohlkreuz. Zumeist verläuft Morbus Scheuermann schmerzlos und verursacht selten Einschränkungen, aber in späteren Lebensjahren können Rückenschmerzen auftreten. Auffälliges Zeichen der Krankheit ist ein Rundrücken, der sich nach und nach ausbildet, trotzdem wird die Krankheit oft lange nicht erkannt. Wie die optimale Behandlung aussieht, muss im Einzelfall entschieden werden.[35]

Carla ist sauer auf Conrad. Ihr ist aufgefallen, dass er immer dicker wird, und da sie beide Freunde sind, hat sie ihm gesagt, dass das nicht schön aussieht und ob er nicht mal mit ihr ein paar Übungen machen möchte, die sie ihm zeigen könnte. Carla will irgendetwas mit Sport studieren, wie ihr Vater, und Conrad wäre das perfekte Übungsobjekt. Carla mag Conrad, er ist ein wenig anders, aber er ist sehr klug. Leider lässt er sich sehr gehen und zieht sich immer mehr zurück, das besorgt Carla. Sie hat es nur gut gemeint, das müsste Conrad eigentlich wissen, und trotzdem hat er voll durchgedreht und Carla auf allen Netzwerken blockiert, wie sie ein paar Tage später festgestellt hat. Männer sind ein Albtraum, echt jetzt. Alle.

Herz-Kreislauf-Erkrankungen bei Teenagern

Bereits in der Kindheit wird das Fundament für Herz-Kreislauf-Erkrankungen im Erwachsenenalter gelegt, die meist auf eine ungesunde Lebensweise zurückzuführen sind. Hauptursachen sind zu viele Kalorien und zu wenig Bewegung. Genetische Veranlagung und Hormone spielen eine untergeordnete Rolle.

Das Robert-Koch-Institut in Deutschland hat Zahlen erhoben: Über 15 Prozent der 3- bis 17-Jährigen sind demnach dick, knapp 6 Prozent von ihnen sogar stark übergewichtig. Der Leidensdruck adipöser Kinder ist groß. Zum einen werden sie häufig sozial ausgegrenzt, zum anderen drohen schwerwiegende Begleiterkrankungen, denn Übergewicht kann bereits im Kindesalter zu Bluthochdruck, Fettstoffwechselstörungen oder Diabetes führen sowie Herz-Kreislauf-Beschwerden und Haltungsschäden verursachen. Man schätzt, dass über drei Viertel aller zu schweren Kinder ihr Übergewicht in das Erwachsenenalter mitnehmen werden. Übergewicht *kann* auf krankhaften Störungen von Stoffwechsel, Hormonen oder der Psyche beruhen, doch in den meisten Fällen liegt die Ursache in einer sogenannten positiven Energiebilanz: Dem Körper wird mehr Energie zugeführt, als er durch Stoffwechsel und Bewegung verbraucht.[36]

Gefährlicher Körperkult

In der Pubertät sind junge Menschen besonders anfällig für falsche Vorbilder, und oft wird da der Grundstein für ungesunden Körperkult gelegt. Durch die Wachstumsschübe und die Veränderung des kindlichen Körpers hin zu dem eines erwachsenen Menschen haben Mädchen wie Buben häufig Schwierigkeiten mit ihrem neuen Körperbild. Nicht wenige Mädchen versuchen, ihre wachsende Brust zu verbergen, und das Um- und Ausziehen nach dem Sportunterricht ist den Teenagern unangenehm. Wenn dann durch die hormonelle Umstellung auch noch Hautprobleme wie Pickel oder Akne hinzukommen, ist es schon irgendwie verständlich, dass die jungen Menschen das Erwachsenwerden nicht ganz so großartig finden. Gerade in dieser Phase der Angreifbarkeit, der gefühlten Schwäche und der vermeintlichen Unzulänglichkeit sind Teenager sehr anfällig, falschen Idealen nachzueifern.

DENK-ZETTEL FÜR DIE POLITIK:

Es muss Schluss sein mit Werbung für ungesunde Dinge! Wer „Politik für Menschen" macht, und das tut ihr ja alle, soll auch danach handeln! Dafür seid ihr gewählt worden!

Die angesagten sozialen Netzwerke wechseln einander so schnell ab, dass man als erwachsener Mensch kaum hinterherkommt: Längst heißt es unter den jungen Menschen, Facebook sei nicht mehr in und »eher für die alten Leute«, derzeit ist Instagram sehr angesagt, ein Netzwerk, das mit vielen Bildern, vielen Filtern und dafür umso weniger Text auskommt, aber angeblich auch schon wieder auf dem absteigenden Ast sein soll.

Für mich ist es nicht verwunderlich, dass viele – nicht nur junge Leute – so unzufrieden sind mit ihrem Körper, mit ihrem Aussehen. Was früher am Body-Mass-Index (BMI) lediglich anhand einer Zahl seinen Ausdruck fand, wird jetzt bebildert. In sozialen Netzwerken wird gefiltert und an den Bildern herumkaschiert, bis sie nichts mehr mit der Realität zu tun haben und nicht selten absurd aussehen – wenn sich Prominente Poster etwa eine Wespentaille und eine Lücke zwischen den Oberschenkeln verpassen, die der Wahrheit aber nicht einmal annähernd standhält. Wie sollen junge Menschen mit den auseinanderdriftenden Kontinenten namens Schein und Sein zurechtkommen? Nach der Oberschenkellücke, der Bikinibrücke und der Furche am Bauch hat man sich auf Instagram im Sommer 2019 auf ein neues Schönheitsideal geeinigt: Vorspringende Rippen gilt es sich jetzt anzuhungern – oder auf den Bildern zu kaschieren; man darf dann halt entweder nicht mehr unter die Leute oder baut sich ein Netzwerk aus Menschen auf, denen man im Leben nicht begegnen wird und die mit einem diese Fake-Welt teilen.

Persönlichkeitsentfaltung und Erwachsenwerden finden nicht in Markenbekleidung ihren Ausdruck. Was hat das mit Bewegung zu tun, werden Sie sich vielleicht fragen. Sehr viel sogar. Designerklamotten und weiße Sneakers macht man nicht so gern schmutzig und dementsprechend vorsichtig wird durch die Gänge und über den Schulhof gestelzt. Ich hatte Schulklamotten, das waren die guten, die für nachmittags waren die, die nicht mehr so optimal gepasst haben – meine Hosenbeine befanden sich ungefähr auf ⅞ der ursprünglichen Länge, nur dass diese Länge zur damaligen Zeit nicht modern war, aber das war mir und meinen Freunden völlig egal.

Kinder sind eine Art Statussymbol und Objekt für die Leistungsschau der Eltern geworden: Designerbekleidung, hohe Schuhe, bei der Erstkommunion tragen Achtjährige aufwendige Hochsteckfrisuren wie eine Braut. Teenager ziehen sich an, schminken sich und benehmen sich wie junge Erwachsene, während das Gehirn noch in einer Bauphase weit dahinter ist. Schon mit neun, zehn Jahren fangen sie an, diese Popkultur nachzuahmen und zu infiltrieren, das beeinflusst ein Kind in seinem Denken und in seiner Haltungs- und Bewegungsentwicklung: *The world's next superstar* rennt und tobt nicht über die Wiese, sondern geht langsam, souverän, verhalten. Ich bin überzeugt, dass das keine gesunde Entwicklung ist, auch wenn viele meinen, das wäre früher nicht viel anders gewesen. Die Digitalisierung und die unendlichen – für Eltern nicht mehr kontrollierbaren und überschaubaren – Möglichkeiten der Beeinflussung unserer Teenager macht für mich einen sehr wesentlichen Unterschied zu »früher«.

Habe ich es schon erwähnt, ich glaube nicht: Ich bin ein glühender Verfechter von Schuluniformen.

Mein Beruf bringt es mit sich, dass ich Menschen ohne ihre Designerhüllen zu sehen bekomme. Sie stehen vor mir in ihrer Unterwäsche: blasse Teenager mit Morbus Scheuermann, Mütter mit missglückter Rückbildung und deren Folgen, Büromenschen mit Bandscheibenvorfall. In Unterwäsche sind sie alle gleich, und selbst die Ursachen für ihre Symptome sind dieselben: Bewegungsmangel, Sich-gehen-Lassen, Digitalisierungsfolgen, veraltete lahme Systeme, Reparatur statt Prävention. Bei manchen kommt dieses Gehen-Lassen einer Selbstaufgabe gleich, und die Situation bei mir in der Praxis ist für sie häufig und nachvollziehbarerweise eine besonders unangenehme. Die Menschen versuchen, sich gelassen zu geben, und nicht selten erfahre ich, dass demnächst ohnehin eine Fettabsaugung geplant wäre. Ein Eigenbeitrag außer dem finanziellen wird meist überhaupt nicht in Erwägung gezogen.

Die Wiederherstellungschirurgie ist eine große Errungenschaft unserer Zeit. Wer aber die Vernachlässigung seiner eigenen Gesundheit, sein Sich-gehen-Lassen mithilfe der Chirurgie zu richten vermeint, hat außer einem positiven optischen Effekt für seine Gesundheit rein gar nichts getan. Denn selbst einen schlanken Körper vermag eine vernachlässigte Muskulatur auf Dauer nicht zu tragen – die Probleme in den Bandscheiben werden nicht weniger ohne eigenes Zutun.

Unsere Kinder sehen aber bei den Erwachsenen, dass es so gemacht wird, und ahmen das nach. Sie lernen, dass vermeintliche Unzulänglichkeiten mit ein wenig Geld problemlos auszugleichen sind. Der größere Busen zur Reifeprüfung ist doch längst zum Synonym geworden für diese ungesunde Entwicklung in unserer Gesellschaft, und wir müssen nicht mehr blasiert nach Amerika schielen, denn in Europa ist das doch auch längst zur Normalität geworden.

Im Nachhinein fragt man sich als Elternpaar wohl ebenso wie die jungen Erwachsenen selbst, wie man das alles halbwegs unbeschadet durchstehen konnte. Aber irgendwann ist es geschafft, die Pubertät so weit erledigt und die Reifeprüfung bestanden. Conrad hat von seinen Eltern ein Auto bekommen, denn die sind total stolz auf ihn: der erste Abiturient in der Familie. Conrad hat total abgenommen, weil er vor lauter Prü-

fungs- und Lernstress wochenlang kaum gegessen hat. Auf seinem Blog über Finanz- und Börsensachen hat er über 15 000 Follower, das Auto hätte er sich übrigens auch selbst kaufen können, er hat sich mit Kryptowährungen beschäftigt und ein wenig Geld damit verdient. Seit Conrad schlank ist, fühlt er sich in Gesellschaft ein wenig wohler und angenommener. Es geht ihm gut, er ist nicht mehr der Dicke, und durch den Wegfall des Leistungsdrucks in der Schule fühlt er sich gleich noch mal um zehn Kilogramm leichter. Es geht ihm gut. Vom ständigen Kopfweh und von den Rückenschmerzen einmal abgesehen, aber man kann nicht alles haben. Carla nervt Conrad, dass er die Rückenschmerzen mit etwas Rumpftraining in den Griff bekommen könnte und dass es nicht ausreiche, dünn zu sein, man müsse auch trainieren, um eine starke Muskulatur zu haben, die einen durchs Leben trägt, vor allem Conrad, der ja ständig vornübergebeugt vor dem Computer sitzt. Mädchen nerven, aber Carla besonders. Conrad hat eines von Carlas Bildern auf Instagram mit einem fiesen Kommentar versehen, sie hat ihn blockiert.

ARBEITSFÄHIG, ABER KRANK

Es gibt wohl so viele Berufe, wie es Symptome und Krankheitsbilder für Bewegungsmangel und einen ungesunden Lebensstil gibt. Fast schon synonym für Haltungsschäden sind sitzende Berufe, die vorwiegend in Büros und an Schreibtischen verrichtet werden. Aber das stimmt nicht, denn viele der nachfolgend kurz umrissenen Symptome sehe ich ständig in meiner Praxis, und zwar von Ausübenden unterschiedlichster Berufsgruppen – und ich sage Ihnen auch gleich, warum. Ein Büromensch sitzt, ein Maurer steht und hebt. Der Büromensch nimmt auf den ersten Blick seinen Körper nicht so sehr in Anspruch, der Maurer leistet körperlich schwere Arbeit – beide sollten also fit sein, könnte man meinen, der eine, weil er sich ja nicht überanstrengt, der andere, weil er ständig im Training ist. Tatsache ist aber, dass aufgrund der Einseitigkeit der beiden Jobs an beiden Körpern Schäden konditioniert werden können, was bedeutet: Beide müssen sich auf die Anforderungen in ihrem jeweiligen Beruf vorbereiten, der Beruf des Maurers ist mit unzureichender ausgleichender Bewegung nicht automatisch gesünder, nur weil er vorwiegend im Freien stattfindet.

Muskelverspannungen

Muskelschmerzen haben ihre Ursachen oft in einer Muskelverspannung. Hierbei ist der Spannungszustand (Tonus) im

Muskel erhöht – dadurch ist der Muskel verkürzt und fühlt sich hart an. Die von Verspannungen betroffenen Muskeln beziehungsweise Muskelgruppen sind als schmerzhafte Knötchen oder Wulst zu ertasten und lassen sich nicht vollständig wegmassieren. Stress, Fehlhaltungen, Einseitigkeit bei der Belastung und Bewegungsmangel sind die Hauptursachen: Durch zu viel und falsches Sitzen vor dem Computer, zu wenig Bewegung oder einseitige Bewegung können sich Muskeln verspannen, und dauerhafte Fehlhaltungen entstehen. Eine zu schwache Muskulatur und ein Ungleichgewicht zwischen verschiedenen Muskelgruppen (zum Beispiel sehr häufig zwischen Bauch- und Rückenmuskulatur) führen zu Fehlhaltungen und Fehlbelastungen vor allem der Wirbelsäule. Auf Dauer kann eine Muskelverspannung nicht nur Muskelschmerzen auslösen, sondern auch die Ursache für hartnäckige Kopfschmerzen und ein Schulter-Arm-Syndrom sein.

Schulter-Arm-Syndrom

Das Schulter-Arm-Syndrom, auch Zervikobrachialgie oder Zervikobrachialsyndrom genannt, ist keine klar abgrenzbare Erkrankung oder Verletzung. Vielmehr handelt es sich bei diesem Befund um einen Symptomkomplex. Oft treten Schmerzen an verschiedenen Stellen des Körpers auf – manchmal zur gleichen Zeit, mitunter aber auch abwechselnd und abhängig von bestimmten Bewegungen im Alltag. Die Bezeichnung »Schulter-Arm-Syndrom« lässt es bereits vermuten: Schulterschmerzen gelten bei der Untersuchung dieses Beschwerdebilds als Leitsymptom. Der Schmerz zieht bei vielen Patienten in den Oberarm und lässt ein Anheben des Armes über Kopf oder bestimmte Rotationsbewegungen nicht mehr zu. Nicht selten quält die Schulter den Schmerzleidenden vor allem nachts.

Liegt eine Entzündung in der Schulter vor, führt diese mitunter zu einer starken Beweglichkeitseinschränkung und zwingt den Patienten in eine Schonhaltung. Allein der Griff in die hintere Hosentasche kann dabei zu einer unlösbaren Aufgabe werden. Betroffene können auch unter einem Ausstrahlungs- oder Übertragungsschmerz leiden, was die Diagnose noch schwieriger macht. Subjektiv empfundene Schmerzen in der Schulter können ihren Ursprung auch im Nacken, in der Halswirbelsäule oder sogar im Handgelenk haben. In solchen Fällen kommt es häufig zu Nackenschmerzen, Muskelverhärtungen und Muskelverspannungen rund um Halswirbelsäule und Nacken, Kopfschmerzen, eventuell sogar begleitet durch Seh- und Gleichgewichtsstörungen und Taubheitsgefühle. Das Schulter-Arm-Syndrom ist ein antrainiertes Krankheitsbild und kann entsprechend wieder – meist ganz – wegtrainiert und wegtherapiert werden. Allein die Handvoll möglicher Symptome, die ich aufgezählt habe (denn es gibt sehr viele mehr), legt nahe, dass die Ursachenforschung ein diffiziles Unterfangen ist. Schmerzen sind immer Alarmsignale des Körpers und treten nicht immer dort auf, wo auch die Ursache liegt.[37]

Ventrale Haltungsdefizite durch Verkürzungen

Muskuläre Probleme beschäftigen viele Menschen, oft sind Muskelverkürzungen durch einseitige Belastungen der Muskulatur die Ursache, oder sie entstehen durch zu wenig körperliche Aktivität. Der eine Muskel wird deutlich stärker als sein Gegenspieler und neigt somit zum Verkürzen. Das trifft auch Sportler, die ihre Muskulatur stark *be*lasten, sie aber nicht *ent*lasten. Ein zu hohes Körpergewicht begünstigt das Entstehen von Muskelverkürzungen und daraus resultierenden

BEDENK-ZETTEL:

Schmerzen sind immer Alarmsignale des Körpers und treten nicht immer dort auf, wo auch die Ursache liegt!

Haltungsdefiziten, aber auch Krafttraining mit (zu) hohen Gewichten.

Managersyndrom Laufsport

Habe ich es schon erwähnt, ich glaube schon: *Wenig* Bewegung und Sport sind besser als *keine* Bewegung und Sport. Mit einer Ausnahme: ungeeignete, falsche Bewegung und Sport. Heimlich nenne ich es – zugegeben ein wenig ungerecht in Hinblick auf die Tatsache, dass es nicht nur um die eine Berufsgruppe geht – »Managersyndrom Laufsport«. Stellvertretend für kopflos ausgeübten Sport, der der Gesundheit eher abträglich denn förderlich ist.

Den ganzen Tag sitzen sie zwischen 9 und 14 Stunden, haben Stress und handeln mit Wertpapieren oder anderen wichtigen Dingen. Und um sich am Ende des Tages etwas Gutes zu tun, der Gesundheit zu schmeicheln und das schlechte Gewissen zu beruhigen, rennen sie los. Draufloslaufen muss nicht großartig eingeplant werden, meinen sie, und wenn es sich einmal eine Woche nicht ausgeht, dann ist das eben so, mehr als 24 Stunden haben wir ja alle nicht zur Verfügung, nicht wahr?

Doch *gerade* dann, wenn jemand Zehnstundentage oder mehr hat, muss Sport eingeplant und eingehalten werden wie jeder andere Termin auch.

Es wird also drauflosgerannt: die Salzach, die Isar oder den Rhein entlang – und entweder daheim oder im Büro sofort wieder zurück an den Bildschirm. Der Körper ist auf diese plötzlichen Erschütterungen gar nicht vorbereitet, es gibt keine Muskulatur, keine entsprechende Körperspannung, um sie abzufedern, und es gibt keine Regeneration nach dem Sport. Sodann strömen die leidenschaftlichen Jogger verunsichert in die Arzt- und Osteopathie-Praxen mit allen möglichen Schmerzsymptomen, die sie sich nicht erklären können, weil sie doch regelmäßig Sport betreiben.

Dasselbe gilt für den Maurer, der sich hoch motiviert abends aufs Fahrrad schwingt und seinem einseitig belasteten Schultergürtel auf der Mountainbike-Tour noch mehr Höchstleistung abverlangt als tagsüber auf der Baustelle.

Die Menschen rennen sich ihren Stress und ihre gesundheitlichen und seelischen Probleme raus, denn Laufen ist die leichteste Art, egal wo auf der Welt, Sport zu betreiben. Ein weiterer Aspekt kommt hinzu: Ein typischer Erfolgsmensch läuft in der Regel nicht seinem Körper angepasst, er trainiert gleich auf einen Halbmarathon und Marathon hin, und für einen Normalbürger, der Laufen nicht gelernt hat, der seinen Körper nicht mit Rumpfkräftigungs- und Anpassungstraining unterstützt, wird es fürchterlich ungesund und einseitig. Hinzu kommt meistens ein falscher Laufstil. Falsche Intervalle, Selbstüberschätzung, zu lange Strecken – da ist in der Regel kein runder, sauberer Laufstil durchführbar, und das kann alle möglichen unerwünschten Folgen haben.

Laufen ist gesund, sehr sogar. Wichtig dabei ist, dass der Körper zuerst für den Gang und später für das Laufen entsprechend trainiert und vorbereitet wird: Rumpftraining, Gleichgewichtstraining, Koordinationstraining, Koronartraining, vielleicht auch einmal eine Leistungsdiagnostik und fachliche Beantwortung der Fragen: Wo laufe ich aerobe, wo anaerobe Schwellen kaputt, wo schädige und wo belaste ich meinen Körper mehr mit Laufen, als ich ihm Gutes tue? Wenn diese Grundeinstellung vorgenommen ist, kann jeder Laufen individuell betreiben: als Koronartraining, als meditatives Training, als Antistresstraining, als Fantasieentwicklungstraining und um sich kognitiv wieder auf Vordermann zu bringen.

Die größte anzunehmende Katastrophe hingegen: Jemand hat Herzrhythmusstörungen, stellt fest, er wird zu dick oder hat ständig Rückenschmerzen – und fängt an zu rennen.

Venen- und Gefäßleiden

Das Ursachenspektrum für Venen- und Gefäßleiden reicht von vererbter und altersbedingter Bindegewebsschwäche über Veränderungen im Hormonhaushalt (zum Beispiel die Einnahme oraler Verhütungsmittel, Schwangerschaft, Wechseljahre) und Übergewicht bis hin zu selbst gezüchteten Ursachen wie beengender Kleidung, zu engen und zu hohen Schuhen, zu viel Alkohol, Rauchen, Bewegungsmangel oder übermäßiger Wärme (Sauna, zu heiße Bäder, intensive Sonneneinstrahlung). Eine Beeinträchtigung des Blutflusses begünstigt die Entstehung von Krampfadern. Gut, wenn der Skinny-Jeans-Trend endlich vollends abgeklungen ist, und ich fürchte mich schon – alles in der Mode wiederholt sich ja mangels besserer Ideen – vor seiner Wiederholung.

Warum wir Menschen so anfällig für Venenleiden sind, liegt in der Evolution begründet. Was für die Entwicklung der Menschheit von entscheidender Bedeutung war, sollte für unser Venensystem ein entscheidender Nachteil werden: der aufrechte Gang. Jeden Tag müssen seither etwa 7000 Liter Blut entgegen der Schwerkraft von den Füßen zum Herzen gepumpt werden. Damit die Venenfunktion uneingeschränkt läuft, greifen komplexe Mechanismen ineinander. Ist eines der Triebwerke gestört, kann es zu erheblichen Problemen kommen. So führt etwa der Bewegungsmangel in typischen Bürojobs dazu, dass die Wadenmuskulatur nur wenig aktiviert wird und so die für den Blutrücktransport so wichtige Waden-

BEDENK-ZETTEL
FÜR DIE POLITIK:

Ich wünsche mir seriöse Plattformen, europaweit, flächendeckend, geprüft und kontrolliert, die den Menschen herauszufinden helfen, was für sie der richtige Sport, die richtige Art der Bewegung ist.

DENK-ZETTEL
FÜR DAS SYSTEM:

Wenn ich mir überlege, welche Summen für Wahlkämpfe gespendet werden, frage ich mich: weshalb nicht einmal für etwas spenden, wo es für die gesamte Gesellschaft eine garantierte Gegenleistung gibt?!

muskel-Pumpe an Antriebskraft verliert. Wird das Blut nur verzögert zurück zum Herzen transportiert, äußert sich dies zunächst durch schwere und geschwollene Beine, und das kann auf verschiedenste Krankheitsbilder hinweisen, nicht nur zu langes Verharren in der Sitzposition.

Es gibt verschiedene Ausprägungen von Venenleiden, wobei sie meist alle mit den typischen Beschwerden beginnen: Schwere- und Spannungsgefühl in den Beinen begleitet von nächtlichen Wadenkrämpfen und geschwollenen Unterschenkeln. Abgesehen von diesen Symptomen sind die Venenprobleme anfänglich meist noch unsichtbar.

Besenreiser und Krampfadern treten überwiegend im oberflächlichen Venensystem auf und zeichnen sich sichtbar als geschlängelte und unebene Venen im Unterhautfettgewebe ab. Sie entstehen, wenn die Venenklappen nicht mehr richtig schließen. Somit kann das Blut nicht schnell genug weitertransportiert werden und sackt immer wieder zurück. Gerade im Sitzen oder Stehen ist es so kaum möglich, das Blut entgegen der Schwerkraft aus den Beinen zurück zum Herzen zu transportieren. Stattdessen staut sich das Blut in den Venen. Ohne die richtige Behandlung können Krampfadern schwere Folgeerkrankungen, wie Venenentzündungen, chronisch venöse Insuffizienz und Gefäßverschlüsse nach sich ziehen.

Im Gegensatz zu den oft stark ausgeprägten Krampfadern sind die sogenannten Besenreiser kleine und sehr feine Äderchen, die an der Hautoberfläche sichtbar werden. Meist sind sie nur wenige Zentimeter lang, haben einen Durchmesser von gerade einmal einem Millimeter und sind sehr fein verzweigt. Oft handelt es sich um ein rein kosmetisches Problem. Besenreiser können aber auch erste Anzeichen für erweiterte Gefäße und Rückflussstörungen sein.

Häufige Komplikation bei ausgeprägten Krampfaderleiden sind Entzündungen der Venenwände, die durch den gestörten Blutfluss in den erkrankten und erweiterten Venen auftreten können. Als Folge der Entzündung können sich zudem Blutgerinnsel bilden. Man kann die entzündeten Stellen sogar sehen und fühlen, da sie verhärtet und gerötet sind sowie eine übermäßige Wärme ausstrahlen und stark schmerzen. Eine Venenentzündung sollte umgehend behandelt werden, da sie sich ansonsten zu einer chronischen Venenerkrankung entwickeln kann. Eine weitere mögliche Begleiterscheinung von Venenentzündungen ist die Thrombose. Hierbei löst sich ein Blutgerinnsel, das sich in der Vene bildet und den Blutfluss behindert. Dies kann zum Verschluss der Blutbahn durch einen Blutpfropf führen. Löst sich dieser Pfropf, besteht die Gefahr einer lebensgefährlichen Lungenembolie.[38]

Bluthochdruck

Bereits Kinder und Jugendliche können unter Bluthochdruck leiden. Oft, weil sie unsportlich und unbeweglich sind oder weil sie Übergewicht haben.

Ging man bis jetzt davon aus, dass Hypertonie erst ab 16 Jahren als eigenständige Erkrankung auftritt, wurde dies nun widerlegt: Mittlerweile gibt es äußerst viele junge Menschen mit sehr hohen Werten. Um die 160 000 Kinder zeigen hierzulande bereits erhöhten Blutdruck, Tendenz steigend. Charakteristisch für die jungen Betroffenen ist eine milde Form, oft zeigt sich nur der erste, der sogenannte systolische Wert erhöht. Häufig finden sich in der Familie ebenfalls Menschen mit Hypertonie oder anderen herz- und gefäßabhängigen

Krankheiten. Wird nicht therapiert, verschwindet das Problem allerdings nicht von allein, sondern setzt sich im Alter fort. Und das hat mitunter verheerende Folgen für die zukünftigen Erwachsenen – von Atherosklerose bis hin zum Herzinfarkt und Schlaganfall. Der Ursprung des Leidens findet sich meist schon im Mutterleib. So »programmiert« eine übergewichtige oder rauchende Schwangere bereits die Blutgefäße ihres Ungeborenen in Richtung späterer Hypertonie. Eines der größten Probleme der jungen Bluthochdruckpatienten stellt jedoch das Übergewicht dar. 50 Prozent der Betroffenen haben Adipositas. Der Anstieg des Body-Mass-Index um eine Einheit steigert auch den Blutdruck um 0,55 mm Hg (Millimeter Quecksilbersäule). In den Arterien herzgesunder 16- bis 20-jähriger Amerikaner fanden sich im Rahmen einer Studie bei mehr als 30 Prozent der Jugendlichen Ablagerungen als Ausdruck weit vorangeschrittener Atherosklerose. Der blaue Dunst begünstigt Hypertonie ebenfalls. Da in Österreich 27 Prozent der Teenager rauchen, muss auch dadurch langfristig mit Erkrankungen gerechnet werden. Gibt es keine organischen Ursachen, reicht eine Lebensstiländerung nicht aus, um den Blutdruck in den Griff zu bekommen, und liegen bereits Probleme wie etwa Diabetes vor, kommt medikamentöse Therapie zum Einsatz, die in manchen Fällen bei Gewichtsabnahme, Lebensstiländerung und so weiter später auch wieder reduziert werden kann.[39]

Bluthochdruck ist eine ernst zu nehmende, aber in vielen Fällen vermeidbare Erkrankung des Herz-Kreislauf-Systems. Von einem erhöhten Blutdruck spricht man, wenn die gemessenen Werte wiederholt über 140/90 mm Hg liegen. Der Blutdruck ist jener Druck, der im Inneren der Blutgefäße herrscht. Um das Blut durch das gesamte Gefäßsystem zu pumpen und auch die kleinsten Kapillaren zu erreichen, benötigt das Blut

**BEDENK-ZETTEL
FÜR DIE ELTERN:**

Wenn Ihr Kind an Bluthochdruck leidet, nehmen Sie das ernst und suchen Sie Hilfe.
Die Hypertonie verschwindet nicht von selbst.

Druck. Angetrieben vom Herzschlag fließt das Blut jedoch nicht gleichmäßig, sondern in Wellen durch die Gefäße. Der durchschnittliche Blutdruck eines gesunden Menschen liegt bei etwa 120/80 mm Hg. Die erste Zahl bezeichnet dabei den systolischen, die zweite den diastolischen Blutdruck. Als Systole (erster Wert) wird jene Phase bezeichnet, in der sich die linke Herzkammer zusammenzieht und das Blut in die Hauptschlagader (Aorta) pumpt. Zugleich gelangt das Blut aus der rechten Herzkammer in den Lungenkreislauf. Zu diesem Zeitpunkt ist der Blutdruck am höchsten, in der Regel liegt er zwischen 110 und 130 mm Hg. In der darauffolgenden Entspannungsphase (Diastole, zweiter Wert) erweitern sich die Herzkammern wieder, um neues Blut hineinströmen zu lassen. Währenddessen ist der Blutdruck am niedrigsten und liegt durchschnittlich bei 80 mm Hg. Der Blutdruck ist aber keine stabile Größe: Er schwankt im Tagesverlauf sowie in Abhängigkeit von der Leistung, die das Herz-Kreislauf-System gerade erbringen muss. So ist der Blutdruck in der Regel im Schlaf niedriger als tagsüber und in Ruhe niedriger als bei körperlicher Anstrengung. Kurzzeitig ansteigender Blutdruck, wie beispielsweise in Stresssituationen, ist völlig normal und gesundheitlich unbedenklich.

Bluthochdruck bedeutet, dass das Blut mit zu hohem Druck gegen die Gefäßwände gepresst wird. Diese können dem Druck nicht dauerhaft standhalten, es kommt zu mikroskopisch kleinen Verletzungen und Entzündungen. An diesen Stellen lagern sich in der Folge vermehrt Kalk, Bindegewebe und Fette ab: Die Arterien werden immer enger und unelastischer (Arteriosklerose, nicht zu verwechseln mit Atherosklerose, siehe Glossar). Mit der Zeit werden die betroffenen Organe zunehmend schlechter mit Nährstoffen und Sauerstoff versorgt. Schlimmstenfalls kommt es zu einem vollständigen Verschluss der Gefäße. Ist dies im Gehirn der Fall, spricht man von einem Schlaganfall, den Verschluss der Herzkranzgefäße bezeichnet man als Herzinfarkt.

Jeder vierte Österreicher leidet unter Bluthochdruck. Erkrankungen des Herz-Kreislauf-Systems stellen hierzulande die häufigste Todesursache dar. 2017 waren in Österreich 39,8 Prozent der Sterbefälle darauf zurückzuführen, im Jahr 2018 starben in Österreich – ebenfalls laut Statistik Austria – insgesamt 83 975 Personen, 51 Prozent davon Frauen und 49 Prozent Männer. Die beiden häufigsten Todesursachen im Jahr 2018 waren Erkrankungen des Kreislaufsystems (38,9 Prozent) und Krebs (24,5 Prozent), auf sie entfielen zwei Drittel der Sterbefälle. Mehr als die Hälfte der Todesfälle im Jahr 2018 (46 563 Verstorbene, das sind 55,4 Prozent) ereignete sich nach erreichtem 80. Lebensjahr. In dieser Altersgruppe lag jedem zweiten Todesfall eine Krankheit des Kreislaufsystems zugrunde. Rund jeder Siebte in dieser Altersgruppe (14,8 Prozent) verstarb an Krebs. Zwischen dem 40. und dem 80. Lebensjahr ereigneten sich rund 43 Prozent aller Todesfälle. Ein Viertel der Sterbefälle im mittleren Erwachsenenalter war 2018 durch Herz-Kreislauf-Krankheiten bedingt.[40]

Auch in Deutschland sind Herz-Kreislauf-Erkrankungen für die meisten Todesfälle verantwortlich. Etwa 20 bis 30 Millionen Deutsche haben Bluthochdruck, drei von vier Menschen im Alter zwischen 70 und 79 sind betroffen, vier von fünf wissen von ihrer Krankheit, 88 Prozent dieser Betroffenen lassen sich behandeln.

Etwa ein Viertel der Weltbevölkerung hat einen zu hohen Blutdruck. Bis 2025 ist mit einem Anstieg auf 29 Prozent zu rechnen: Rund 1,5 Milliarden Menschen werden darunter leiden.

Nahezu alle Länder der Welt sind ähnlich stark betroffen.

**BEDENK-ZETTEL
FÜR BLUTHOCHDRUCKPATIENTEN:**
Herz-Kreislauf-Erkrankungen
sind die häufigste
Todesursache weltweit.
Ignorieren Sie nicht
die Anzeichen! Bewegung!
Auf zum Arzt!

Maximal 30 Prozent der Hypertoniker werden erfolgreich behandelt, in manchen Ländern nur 10 Prozent.[41]

Liegt einer Bluthochdruckerkrankung keine organische Erkrankung zugrunde, ist sie die Folge eines ungesunden Lebensstils: Übergewicht, Fettstoffwechselstörungen (erhöhte Cholesterinwerte), übermäßiger Salzkonsum, Typ-2-Diabetes, erhöhte Harnsäurewerte, Rauchen, Alkoholkonsum, Bewegungsmangel, dauerhafter Stress. Die Gefahr eines dauerhaft erhöhten Blutdrucks liegt in seinen teilweise lebensbedrohlichen Folgeerkrankungen. Nach dem, was ich in meiner Praxis sehe, haben rund 30 Prozent aller Bluthochdruckpatienten Übergewicht. Sie *leiden* an Übergewicht, aber sie handeln nicht – erkläre mir das jemand, der gescheiter ist als ich.

Blindgänger Betriebssport

Das Managersyndrom Laufen lässt sich auch auf den Betriebssport übertragen. Die HR-Abteilungen überschlagen sich geradezu vor Maßnahmen, die den Mitarbeitern und in der Folge dem Unternehmen guttun sollen. Das beginnt bei Teambuilding-Seminaren, wo jeder hemmungslos seinen Namen tanzen und seinem Kollegen die Meinung sagen darf, und geht bis hin zum Betriebssport. Da wird in Saunaanlagen und Fitnessbereiche investiert, und das ist auch alles sehr lobenswert, aber viele Mitarbeiter fühlen sich unwohl in einer Trainingssituation neben Kollegen und Führungskräften, die auch eine gewisse Intimität birgt: Man schwitzt, man hat Problemzonen, fühlt sich schlechter trainiert als der Kollege. Viele hegen auch die Befürchtung, dass die nun offensichtliche Belastungsfähigkeit (oder auch Nicht-Belastungsfähigkeit) sich in betrieblichen Zensuren niederschlägt: Wann kommt der durchtrainierte Unternehmensberater im dunklen Anzug, der mir sagt, wie leistungsfähig und konzentrationsfähig und wie wertvoll ich für das Unternehmen bin? Wenn der Start im Betriebssportcenter mit Eiweißzunahme beginnt, die Frauen erst das Testosteron im Raum zur Seite schieben müssen, um an ihre Geräte zu gelangen, dann ist das sicherlich nicht der Schlüssel für intelligenten Sport, und der wird sicher keine Nachhaltigkeit schaffen. Außerdem ist nicht jeder Geschäftspartner und nicht jeder Kollege auch automatisch derjenige, mit dem man den freizeitlich konnotierten Sport ausüben möchte. Es gibt ein Leben nach diesen vielen Stunden Arbeit, und es gibt Menschen, die im Beruf respektiert werden und mit denen gut zusammengearbeitet wird, die aber nicht automatisch zu Freunden nach der Arbeit und zu jenen werden, mit denen man gern Sport treibt. Die, die sich gut verstehen, werden im hausinternen Fitnessstudio schnattern, nicht trainieren. Die anderen haben Komplexe und trainieren mangels entsprechender Anweisung nicht adäquat.

Ich kenne Gesundheitsberater, die von Unternehmern engagiert und mit dezenten Hinweisen ausgestattet werden: Bloß nicht laut aussprechen, wenn der Sekretär suboptimal sitzen sollte, denn das würde Investitionen in Sitzmöbel bedeuten; man würde das stattdessen notieren und erledigen, sobald die Geschäfte wieder etwas besser laufen. Nur wenige Betriebe sind bereit, der Gesundheitsberatung und den daraus resultierenden Investitionen auch wirklich zu folgen. Bei allem Respekt für Unternehmer, die Mitarbeitern Sport- und Bewegungsmöglichkeiten eröffnen – jene einmal ausgenommen, die steuerliche und krankenstandsreduzierende Intentionen hegen –, ist dies auch auf eine Weise Bevormundung und Manipulation. Teambuilding und Motivation funktionieren so nicht, dahinter muss unantastbare Ernsthaftigkeit stehen. Da darf nicht gespart werden, sonst ist es besser, man spart sich diesen Ausgabeposten komplett. Betriebssport und betriebliches Gesundheitsmanagement brauchen professionelle Betreuung und eine bedingungslose Umsetzung der Maßnahmen, die der Spezialist vorschlägt. Wenn die Mitarbeiter sehen, was sie dem Unternehmer wert sind, ist das Motivation pur.

Ich werde auch immer wieder von Unternehmen engagiert, aber meine Zusage bedingt ein paar Auflagen, und wohl deshalb berate ich nur wenige Betriebe: Ich möchte sehen, dass die Unternehmer ihr Engagement in die Umsetzung stecken und ihr Engagement ernst meinen. Je nach wirtschaftlicher Situation bedingt mein Vertragsverhältnis eine Umsetzung der empfohlenen Maßnahmen – alles andere schadet nicht nur der Reputation des Unternehmens, sondern auch der meinen. Für die Mitarbeiter muss klar sein: Ihr müsst nicht – ihr dürft! Für die Unternehmer gilt: entweder ernsthaft – oder gar nicht!

DENK-ZETTEL FÜR UNTERNEHMER:

Gesundheitsvorsorge für die Mitarbeiter: entweder ernsthaft, konsequent und nachhaltig – oder lieber gar nicht. Den Satz mit der CSR, Corporate Social Responsibility, können Sie auch so auf die Website und den Briefkopf schreiben, macht doch fast jeder so!

VON WEGEN LEBENSABEND GENIESSEN

Der Lebensstandard in Europa ist hoch, und wir könnten es richtig schön haben im Ruhestand und einen gesunden, aktiven Lebensabend genießen. Wer es bis zur Pension und zum Seniorendasein geschafft hat, beschwerde- und symptomarm durchs Leben zu kommen, pflegt einen guten Lebensstil und betreibt durchdacht und ausgewogen Sport oder bewegt sich regelmäßig, wird aber eher die Ausnahme darstellen, denn Bewegung im Alltag ist immer weniger selbstverständlich geworden, die Inaktivität nimmt ständig zu.

Jeder Mensch hat durch seine Arbeit, Lebensart oder das Hobby körperliche Eigensinnigkeiten oder Symptome entwickelt, die nie zu 100 Prozent ausgleichbar sind. Theoretisch ist das möglich, aber praktisch natürlich nicht. Selbstverständlich hat ein Mensch wie ich, der 30 Jahre an Therapieliegen mit Manual-, Massage- und Weichteiltechniken seine Finger weit über das normale Maß hinaus belastet, einen erhöhten Verschleiß zu akzeptieren. *Theoretisch* könnte ich das abstellen, indem ich sofort meinen Beruf an den Nagel hänge – *praktisch* geht das aber natürlich nicht, weil ich das nämlich nicht möchte. Außerdem könnte ich mit meinem sofortigen Rücktritt aus dem Berufsleben den erhöhten Verschleiß aus über 30 Jahren Arbeit an der Therapieliege nicht wieder zu 100 Prozent rückgängig machen – nicht einmal theoretisch. Ich habe natürlich keine dramatischen Rückenprobleme, kann alle Finger bewegen, weil ich Kraft entwickelt habe, diese Systeme entsprechend belasten zu können. Arthrose ist nur dann ein pathologischer Prozess, wenn sich aus der Arthrose heraus Bewegungseinschränkungen entwickeln, beispielsweise durch eine aktivierte Arthritis – es gibt auch Arthrose, bei der keine Symptome oder Beschwerden auftreten.

Eine weltweite Analyse zeigt, dass in Regionen mit hohen Einkommen im Durchschnitt 37 Prozent der Menschen zu wenig aktiv sind, in Staaten mit niedrigem Einkommen hingegen sind es nur 16 Prozent. In besonders armen Ländern Afrikas wie Uganda, Tansania oder Mosambik trifft dies sogar nur auf 6 Prozent der Bevölkerung zu. Bewegungsmangel ist bisher tatsächlich in erster Linie ein Wohlstandsproblem – mit entsprechenden Zivilisationskrankheiten als Folge.[42]

Unser Lebensstandard und der Stand der modernen Medizin könnten nahelegen, dass wir uns mit ganz anderen Dingen befassen könnten als mit Zivilisationskrankheiten. Wir sollten uns eigentlich damit beschäftigen dürfen, wie wir unsere Senioren, diese wertvollen Menschen mit viel Lebenserfahrung und Vitalität, nicht aus unserer Gesellschaft ausschließen und zur Bewegungslosigkeit verdammen, sondern wie wir sie integrieren, mit einbeziehen, von ihnen lernen. Wohin mit den Alten? – fragt sich unsere Gesellschaft, adaptiert Versicherungsmodelle hinsichtlich Restaurierungsaufwand von krankem Körper und Geist und fordert mehr Heimplätze und Pflegepersonal.

Ich habe es auf den ersten Seiten schon angesprochen: Mehr als die Hälfte der weltweit 56 Millionen Todesfälle im Jahr 2017 ging auf nur vier weitgehend vermeidbare Faktoren zurück: Bluthochdruck, Rauchen, hohe Blutzuckerwerte und Übergewicht.

Diabetes

Der Begriff Diabetes mellitus oder auch Zuckerkrankheit beschreibt nicht eine einzelne Erkrankung, sondern ist ein Sammelbegriff für verschiedene Stoffwechselstörungen, deren verbindendes Element eine Überzuckerung des Blutes (Hyperglykämie) ist. Ursache hierfür ist eine gestörte Produktion des für den Zuckerstoffwechsel zentralen körpereigenen Hormons Insulin. Unterschieden werden ein absoluter Insulinmangel, bedingt durch die Zerstörung der für die Produktion verantwortlichen Zellen (Typ-1-Diabetes), und ein relativer Insulinmangel (Insulinresistenz) infolge einer eingeschränkten Insulinproduktion der Bauchspeicheldrüse (Typ-2-Diabetes). Bei Typ-1-Diabetes kann der Körper nicht genug Insulin produzieren, bei Typ-2-Diabetes kann das Insulin an den Zellen nicht entsprechend wirken. Beides hat zur Folge, dass der mit der Nahrung aufgenommene Zucker nicht ausreichend aus dem Blut in die Zellen aufgenommen wird. Es bleibt ständig zu viel Glukose im Blut zurück, gleichzeitig ist die Zuckerverwertung der Körperzellen gestört. Bei sehr hohem Blutzuckerspiegel wird Glukose vermehrt über den Harn ausgeschieden, begleitend kommt es zu hohen Harnmengen und Durst. Gleichzeitig bekommen die Körperzellen zu wenig Energie, da sie die Glukose nicht aufnehmen und verwerten können. Die Betroffenen fühlen sich oft müde und abgeschlagen. Die Störung im Zuckerstoffwechsel kann Appetitlosigkeit, aber auch Heißhungerattacken verursachen. Ein über längere Zeit erhöhter Blutzucker schwächt auch das Immunsystem, der Organismus wird anfälliger für Infektionen. Gefährliche Langzeitfolgen sind zudem Organbeeinträchtigungen durch Gefäßschäden: Aufgrund der Schädigung großer Gefäße steigt das Risiko für Herzinfarkt, Schlaganfall oder Durchblutungsstörungen der Beine. Typisch für Diabetes sind auch Schäden an Augen, Nieren und Nerven. Sie entstehen, wenn aufgrund jahrelang erhöhter Blutzuckerwerte auch die kleinen Gefäße geschädigt werden (Mikrovaskulopathie).

Generell sind die Symptome von Typ-1- und Typ-2-Diabetes ähnlich und werden durch die Überzuckerung verursacht. Bei Typ-2-Diabetes können die Symptome oft erst nach längerer Krankheitsdauer auftreten. Typische Symptome sind

- dauerndes Durstgefühl,
- häufiges Urinieren (auch nachts),
- Appetitlosigkeit oder Heißhunger,
- Gewichtsverlust oder Gewichtszunahme,
- Müdigkeit,
- Abgeschlagenheit,
- psychische Probleme,
- nachlassende Sehstärke,
- Juckreiz,
- Potenzstörungen,
- sexuelle Lustlosigkeit,
- Muskelkrämpfe,
- schlechte Wundheilung,
- häufige Infektionen und
- Empfindungsstörungen (zum Beispiel von Druck oder Temperatur).

Diabetes-Typ-2-Erkrankungen treten weltweit am häufigsten auf. Neben genetischen Ursachen kann eine fortgesetzte Fehlernährung die Entstehung von Diabetes begünstigen. Unbehandelt kann Diabetes direkt oder durch Folgeerkrankungen zum Tod eines Menschen führen. So schätzt die *International Diabetes Federation* (IDF) die weltweite Zahl von Todesfällen aufgrund von Diabetes auf rund vier Millionen. Sollten die Diabeteszahlen wie von der IDF befürchtet steigen, könnte es im Jahr 2045 weltweit rund 629 Millionen Diabetiker geben und die Prävalenz damit auf durchschnittlich 9,9 Prozent ansteigen. Nutznießer dieser verheerenden Entwicklung wäre vor allem die globale Pharmaindustrie, die bereits in den vergangenen fünf Jahren die Umsätze im Segment Antidiabetika von 36,3 Milliarden US-Dollar (2012) auf rund 46,1 Milliarden US-Dollar im Jahr 2017 steigern konnte.[43]

Übergewicht

Die Weltgesundheitsorganisation hat Adipositas inzwischen zum größten globalen chronischen Gesundheitsproblem bei Erwachsenen erklärt. Nur ein ganz geringer Teil der Betroffenen ist aufgrund einer Erkrankung übergewichtig oder adipös, in den meisten Fällen sind Übergewicht und Adipositas den Betroffenen selbst zuzurechnen. Zu hohes Körpergewicht in Relation zur Körpergröße wird als Übergewicht bezeichnet, gemeint ist damit im engeren Sinne Präadipositas, die Vorstufe zum schweren Übergewicht, der Fettleibigkeit oder Adipositas.

Hauptsächliche Risikofaktoren sind:
- Zu viel Essen
- Bewegungsmangel
- Kompensations- und Befriedigungsverhalten (Naschen, Zwischendurchessen)
- Hoher Fruktose-Anteil, der die Einlagerung von Fetten stimuliert

Weitere Ursachen können sein:
- Psychologische Faktoren (zum Beispiel Depressionen, Essstörungen)
- Nebenwirkung von Medikamenten (Psychopharmaka, Kortison ...)
- Stoffwechselstörungen
- Schlafmangel

Verstärkt werden diese Ursachen durch Werbung für energiereiche Nahrungs- und Genussmittel. WHO und EU wollen dies durch Werbebeschränkungen eingrenzen, besonders in der Jugendwerbung, aber das sind bisher nur Lippenbekenntnisse geblieben. Dabei ist allgemein bekannt, dass durch die Zunahme von industriell verarbeiteten und zu energiereichen Lebensmitteln das Risiko für eine Gewichtszunahme steigt, insbesondere weil sich die Menschen gleichzeitig immer weniger bewegen. Der Anteil und das Ausmaß des Übergewichts in verschiedenen Bevölkerungen haben mit der Verfügbarkeit von Nahrung enorm zugenommen. Übergewicht ist eine klassische Zivilisationskrankheit.

Für die Ausbreitung des Phänomens sorgen die immerwährende und kostengünstige Verfügbarkeit insbesondere von Lebensmitteln mit hohem physiologischen Brennwert und verringerte körperliche Aktivität. Den Tank übervoll machen und sich dann hinlegen. Besonders betrifft das Thema Übergewicht die jetzige Jugend und später unsere Senioren – mit den dazugehörigen Folgeerkrankungen:
- Kardiovaskuläre Erkrankungen
- Diabetes
- Tumorerkrankungen
- Metabolisches Syndrom
- Fettleber

- Hormonelle Störungen
- Depressionen
- Gelenkschäden durch erhöhte mechanische Belastung
- Frühzeitiger Verschleiß der Wirbelsäule
- Soziale Ausgrenzung von außen oder selbst herbeigeführt ist ebenfalls eine häufige Folge: Um sich nicht mit Fettleibigkeit in der Badehose zu präsentieren, wird der Schwimmunterricht geschwänzt.

Für Vorurteile gegen übergewichtige Menschen hat sich im Englischen der Ausdruck *anti-fat bias* (Wahrnehmungsverzerrung gegenüber Übergewichtigen) etabliert. Dabei diskriminieren »Dickenstereotype« die Betroffenen nicht nur, sondern führen insbesondere bei übergewichtigen Kindern auch zu einem Phänomen, für das Claude Steele und Joshua Aronson den Ausdruck *stereotype threat* (Bedrohung durch Stereotype) geprägt haben.[44] So können übergewichtige Kinder beispielsweise verminderte Schulleistungen – insbesondere im Sportunterricht – erbringen, nur weil sie das Gefühl haben, dies werde von ihnen erwartet.[45]

»Fetale Programmierung« ist der Fachausdruck für die Auswirkungen von Fehlernährung und Stoffwechselproblemen der Mütter während der Schwangerschaft auf die gesundheitlichen Risiken ihrer Kinder. Das betrifft sowohl die Über- als auch die Unterernährung, da beides bei den Kindern zu einer Disposition für Adipositas führen kann. Mütter gefährden durch Fehlernährung in der Schwangerschaft und ungesunde Ernährung der Kinder in den ersten Lebensjahren nicht nur sich selbst, sondern programmieren gleichzeitig auch ihre Kinder auf Fett und Zucker. Und die Essensmittelindustrie (von *Leben*smitteln wollen wir hier nicht sprechen) sorgt mit permanenter Werbung und ständiger Verfügbarkeit dafür,

BEDENK-ZETTEL FÜR DIE ELTERN:

Adipositas-Prävention kann schon vor der Geburt beginnen!

dass uns diese Übergewichts- und Adipositas-Epidemie auf Generationen erhalten bleibt. Man darf auch einmal Süßes oder einen Energydrink genießen, ich mache das auch, aber das gesunde Maß macht den gesunden Unterschied ...

Die Hirnforschung hat in letzter Zeit sehr interessante Mechanismen entdeckt, die zeigen, weshalb es für einen Menschen, der einmal adipös geworden ist, wirklich schwierig ist, nach einer Gewichtsabnahme dauerhaft schlank zu bleiben. Aus evolutionstaktischen Gründen versucht unser Gehirn immer, das einmal bereits erreichte maximale Gewicht erneut zu erreichen. Dadurch bleibt für Menschen, die eine Gewichtsabnahme geschafft haben, eigentlich immer der Kampf, nicht wieder zuzunehmen. Unter diesem Gesichtspunkt zeigt sich, wie essenziell das Thema Prävention ist, damit eine deutliche Gewichtsabnahme gar nicht notwendig wird.[46]

Degeneration

Als Degeneration bezeichnet man eine Rückentwicklung, die ab fortgeschrittenem Alter nicht wiederherstellbar ist. Der menschliche Knorpel ist auf 300 Jahre Haltbarkeit ausgelegt, aber wir schaffen es schon früh, Knorpelschäden zu entwickeln. Jegliche Degeneration im Bewegungsapparat ist gleichzeitig ein Problem für die Physiologie des Körpers. Wenn der Mensch nur mehr humpeln kann, kann er nicht mehr wandern. Der Bewegungsmangel führt zu Folgeerkrankungen. Mit dem Begriff Degeneration bezeichnet man funktionelle oder morphologische Veränderungen einer Zelle, eines Gewebes, eines Organs oder des gesamten Organismus, die im Vergleich zur vollen physiologischen Leistungsfähigkeit eine Verschlechterung darstellen. Erkrankungen, die zu einer fortschreitenden Degeneration führen, nennt man degenerative

Erkrankungen. Charakteristisch für die Degeneration ist der schrittweise Kompetenzverlust einer Biostruktur, der sich schließlich als manifeste Erkrankung oder durch die Zeichen vorzeitiger Alterung bemerkbar macht. Degenerative Veränderungen können anlagebedingt sein oder – und das sind die häufigsten Fälle – aufgrund von chronischer Fehl- oder Überbelastung entstehen.

Die Rückentwicklung nicht mehr gebrauchter Körperteile im Laufe der Evolution, der individuellen Reifung eines Organismus, wird als Involution bezeichnet. Allein, dass es dafür ein Wort gibt, ist für mich schon ein Skandal. Natürlich bleibt nichts in der Natur ewig jung, und auch die Wirbelsäule unterliegt alterungs- und belastungsbedingten Veränderungen. So auch meine eigene Arthrose!

Der natürliche Alterungsprozess wird in seiner Ausprägung durch unterschiedliche Faktoren beeinflusst. Mit zunehmendem Alter wird die Summe der Belastungen, denen der Körper ausgesetzt ist, immer größer, sodass sich einzelne kleine Schäden in ihrer Gesamtheit bemerkbar machen. Zu degenerativen Veränderungen kann es beispielsweise bei Bandscheiben, Wirbelkörpern, Wirbelgelenken, Muskulatur und Bändern kommen. Auch altersbedingte Veränderungen im Stoffwechsel wirken sich auf den Knochen aus. Ein hohes Körpergewicht belastet die tragenden Skelettelemente zusätzlich, weil sie beim Stehen und bei jedem Schritt das Übergewicht tragen müssen, aber das Körpergewicht ist weniger entscheidend als das damit verbundene Demobilisiert-Sein. Eine meiner Patientinnen, sie kam mit Rückenschmerzen zu mir in Behandlung, hatte schwerstes Übergewicht, wir sprechen von 70, 80 Kilogramm, und da stand ich als Therapeut vor der Herausforderung, überhaupt noch an das Gelenk heranzukommen.

Extremes Untergewicht (durch Unterernährung) macht sich durch den enormen Substanzverlust negativ bemerkbar.

Die einzelnen Strukturen der Wirbelsäule (Wirbelknochen, Gelenke, Bandscheiben, Bänder) können durch eine ungünstige oder einseitige Haltung übermäßig belastet werden und sich dadurch verstärkt verändern. Beispielsweise werden durch das unsachgemäße Heben schwerer Lasten die Bandscheiben stark strapaziert. Beim einseitigen Tragen schwerer Gegenstände werden die Rückenmuskeln der Gegenseite stark belastet und die kleinen Wirbelgelenke auf der Seite des gehobenen Gewichts überbeansprucht. Viele Aktivitäten in Beruf oder Freizeit nehmen die Wirbelsäule stark in Anspruch: Gartenarbeit, schwere körperliche Tätigkeiten, Lagerarbeiten, langes Stehen, Heben und Drehen von Patienten in oft ungünstiger Körperhaltung (Therapeuten, Pflegeberufe), langes Sitzen im Büro oder im Auto. All das führt zu einseitigen Belastungen der Wirbelsäule und der Muskulatur, die unbedingt ausgeglichen werden müssen, um degenerative Veränderungen zu verhindern.

Conrad und Carla haben sich seit dem Klassentreffen vor 30 Jahren nicht mehr gesehen, sie haben sich aus den Augen verloren. Conrad hat viel Geld verdient mit seiner Arbeit, aber ob es ihm gut geht, weiß man nicht. Carlas Mutter hat ihn gesehen, weil er einmal wieder daheim zu Besuch bei seinen Eltern war. Wohl auch, um seine Bandscheibenoperation und den leichten Schlaganfall, den er hatte, in Ruhe auszukurieren. Er hat wieder zugenommen. Conrads Mutter meint, das käme von den vielen Medikamenten, die er seit Jahren wegen seiner Zuckerkrankheit und wegen des hohen Blutdrucks nehmen müsse. Carlas Mutter denkt, dass das Unsinn ist und dass er einfach sein Leben lang ungesund gelebt und seinen Körper vernach-

lässigt und malträtiert hat. Und dass Geld nicht das Wichtigste im Leben ist, sondern Gesundheit, aber das sagt sie natürlich nicht laut.

Carla ist jetzt 60 Jahre alt, ihre beiden Enkelkinder halten sie in Bewegung, sie mag das, denn es erinnert sie an ihre eigene Kindheit. Carlas Mutter hat ihr von Conrad erzählt. Während ihr Leben ziemlich normal verlaufen ist, hat Conrad die ganze Welt gesehen, ist ziemlich reich geworden, was man so hört, und Carla fragt sich, ob er wohl glücklich ist und ob es richtig war, ihn damals in Ruhe zu lassen mit ihren Bewegungsbekehrungsversuchen. Sie haben ohnehin dauernd gestritten, da wäre es auf das eine oder andere Mal nicht angekommen. Vielleicht ...

IMPFSTOFF BEWEGUNG

Deshalb ist Sport von klein auf so wichtig

Die beschriebenen Symptome und Krankheitsbilder stehen stellvertretend für Vermeidbares, Ignoriertes, falsch oder gar nicht Diagnostiziertes und für Beschwerden, mit denen ich seit Jahrzehnten täglich in meiner beruflichen Praxis zu tun habe. Um hier sehr viel mehr in die Tiefe gehen und sehr viel mehr an Information liefern zu können, wird es wohl ein weiteres Buch geben dürfen. Ich weiß, dass es nicht getan ist mit dem Aufzeigen von Problemen, mit Denk-Zetteln und Bedenk-Zetteln, nicht für mich jedenfalls, ich möchte schon auch gern Anstöße geben, wie man den Schmerzen, die all diese gezüchteten und großteils vermeidbaren Erkrankungen verursachen, wirksam gegensteuern kann.

Ich hoffe, die bisherige Darstellung der Krankheitsbilder und Symptome hat es klargemacht: Viele spätere gesundheitliche Probleme haben ihren Ursprung im Säuglingsalter. Manche Symptome machen sich relativ rasch bemerkbar, manche entstehen insbesondere in der Phase des Wachstums, des Erwachsenwerdens, und wieder andere Versäumnisse aus frühen Kindertagen manifestieren sich erst in späteren Jahren. Meine lebenslange Erfahrung hat es mich gelehrt, meine berufliche Praxis ebenso: Sehr vieles davon lässt sich auf Bewegungsmangel zurückführen. Dabei könnten wir so früh anfangen mit Bewegung und Sport. Spielerisch. Leicht. Schon ab dem zweiten Lebensjahr können wir mit unseren Kleinen zum Kinderturnen und mit dem Laufrad um den Block. Ab vier Jahren können Kinder spielerisch mit dem Radfahren und Skifahren anfangen, ab fünf Jahren mit künstlerischen Ausdrucksformen wie Ballett; selbstverständlich noch nicht leistungsorientiert. Leistungsorientierung in diesem Alter wäre fatal, weil es zu Störungen des Körpers und des Organismus – wie etwa der Entwicklung einer zu großen Herzmuskulatur – führen kann, Kinder an ihre Leistungsgrenzen zu bringen.

Kinderknochen sind besonders biegsam und können sich gut an wechselnde Belastungen anpassen. Mit einer gesunden Ernährung und ausreichend Bewegung von klein auf können Knochen gestärkt und damit kann späteren Erkrankungen wie Knochenschwund vorgebeugt werden. Haltungsschäden bei Kindern vor Schuleintritt sind aber praktisch an der Tagesordnung. Dabei sind Kinder von Natur aus bewegungsfreudig. Laufen und Toben sind für sie selbstverständlich. Alles, was ihre Beweglichkeit einschränkt, beeinträchtigt sie also weit mehr als einen Erwachsenen. Sport ist wichtig für ein Leben voller Gesundheit und Vitalität. Doch nicht immer lassen sich die Kleinen ganz selbstverständlich an den Sport heranführen. Wenn die Familie an sich nicht sonderlich sportlich ist und eher weniger Bewegung im Alltag praktiziert, ist der Kindergarten oftmals der erste Schritt hin zu einem aktiven und sportlichen Leben. Bewegungsspiele wirken auf den ersten Blick nicht sonderlich sportlich, haben jedoch enorme pädagogische Wirkung auf ein Kleinkind. Wer kennt es nicht, das gute alte »Fangen-Spielen« oder Bewegungsspiele mit Bällen? Beinahe jedes Kind spielt sie im Kindergarten – Spiel und Freude an der Bewegung, und genau so sollte es sein. Kinder an ein aktives Leben mit Bewegung und Sport heranzuführen, bedeutet nicht, die Kinder zum frühestmöglichen Zeitpunkt in einem Sportverein anzumelden (es sei denn, eine große Affinität zu einer bestimmten Sportart manifestiert sich schon früh). Es bedeutet, die Kinder toben und spielen zu lassen, mit einfachen Bewegungsspielen die Lust an der Bewegung zu wecken und dem Kind so die Möglichkeit zu bieten, sportliche Vorlieben zu entdecken.

Wie können wir unsere Kinder für Sport und Bewegung begeistern? Eher nicht mithilfe eines Waldspaziergangs mit den Großeltern! Ihr Kind muss den Wald erkunden können, einen Regenwurm in die Hand nehmen und auch einmal in eine Pfütze hüpfen oder auf einen Baum klettern dürfen. Meine Kinder sind mit sechs Jahren schon mit uns ausgedehnte Bergwanderungen gegangen, wir haben damals auch schon leichte Klettersteige probiert, aber das musste kreativ gestaltet werden: Wir haben »Bergsteiger« gespielt. Wir haben die Bewegung zum Abenteuer gemacht.

Sie meinen, Ihr Kind könnte das nicht durchhalten? Wann ist ein Kind körperlich müde, und wann ist es psychisch müde? Viele Eltern kennen den Unterschied gar nicht. Ein Kind wird nicht müde vom Gehen, es wird müde, wenn ihm langweilig wird.

Radfahren und Skifahren klappt schon gut ab vier Jahren, spätestens da muss Schwimmen auf dem Programm stehen – alles spielerisch. Ab fünf Fußball, Ballett, aber nicht leistungsorientiert, sondern als künstlerisches beziehungsweise ausgleichendes Bewegungsprogramm. Viele Eltern stehen da schon am Spielfeldrand oder im Ballettsaal und sehen den nächsten Messi und die kommende Primaballerina vor sich. Versuchen Sie, sich von diesen Vorstellungen zu befreien, und übertragen Sie nicht Ihre eigenen Wünsche auf Ihr Kind. Ab sechs Jahren sind Körperkontakt-Sportarten ein gutes Programm: Judo, Taekwondo, Hockey, ab sieben Handball, Bas-

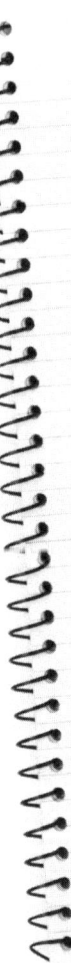

BEDENK-ZETTEL
FÜR DIE ELTERN:
Ihr Kind wird nicht
müde vom Gehen,
es wird müde,
weil ihm langweilig ist.

ketball, Volleyball und Reiten; Tennis und Golf sind gute Sportarten, aber aufgrund der einseitigen Bewegung ist hier unbedingt körperliche Balance in Form von ausgleichendem Training herzustellen, wie eigentlich bei fast jeder Sportart. Beinahe alle Sportarten haben eine gewisse Einseitigkeit – hier sind Spezialisten gefragt, die richtige Balance zu finden. Früher hatten wir diesen Ausgleich durch das Spiel im Freien, das Herumtoben, das Klettern auf Bäume, das Gummihüpfen und das Spiel mit den Hula-Hoop-Reifen. Das fällt heutzutage weg, die Kinder gehen schon zum Fußball, zum Tennis oder zum Turnen, aber danach sitzen sie vor dem Bildschirm.

Kinder lernen im Mannschaftssport die soziale Komponente des Zusammenspiels, des Gewinnens und Verlierens und natürlich auch das Erlebnis, in Körperkontakt und in direkten Vergleich zu kommen. Fallen, Stürzen, die eine oder andere Schramme – all das sind nicht etwa Katastrophen, sondern ist extrem wichtig für die Selbsteinschätzung der Kinder –, versuchen Sie nicht, Ihrem Kind in dieser wichtigen Bewegungsintelligenzentwicklungsphase etwas »ersparen« zu wollen.

Ab zehn Jahren kann bei entsprechendem Interesse in die Leichtathletik eingestiegen werden, auch wettkampfmäßig. Ab zwölf ist der Körper – auch hier: bei passender ausgleichender Bewegung – bereit für den Rudersport.

Die Altersangaben sind natürlich Circa-Angaben und hängen vom Talent, vom Ausmaß des Interesses und von der körperlichen Entwicklung Ihres Kindes ab. Kinder sind Bewegungsfans, und das vom ersten Tag an. Sie wollen die Fähigkeiten ihres Körpers kennenlernen, ihr Bewegungsdrang ist kaum zu bremsen. Und das ist gut so, denn die einzelnen Muskelfasern werden dicker, die Koordination verfeinert sich, und das wiederum kräftigt die Muskulatur. Die Befehle des Gehirns erreichen die Muskeln schneller, wodurch deren Zusammenspiel besser funktioniert. Bandscheiben und Gelenke werden stärker mit Nährstoffen versorgt, wenn moderater Druck – der Trainingseffekt – auf sie ausgeübt wird. Schwach entwickelte Muskeln und unterversorgte Bandscheiben in der Kindheit sind oft die Ursache für Rückenproblematiken später im Leben. Zwischen acht und zwölf Jahren können wir mit Krafttraining beginnen, weil da die Knochen, Band- und Kapselstrukturen schon gefestigt sind – wir reden hier nur von Körpergewicht. Krafttraining im Sinn von Volumenaufbau ist vor der Pubertät uninteressant und sinnlos, weil Volumen gar nicht wächst, das lässt der Hormonstatus gar nicht zu. Koordinativen und konditionellen Mängeln wird mithilfe des Krafttrainings vorgebeugt, das wirkt sich extrem positiv auf die Haltemuskulatur aus und baut zusätzlich Knorpelsubstanz auf, Bänder, Knochen und Knorpel werden verstärkt. Die Zeit, in der man dachte, dass Krafttraining bis zur Pubertät schlecht und gefährlich sei, ist überholt, im Gegenteil, es ist sogar förderlich. Es geht nicht um die Vergrößerung von Muskelmasse, es geht um die Verbesserung des Körpergefühls, einen guten Fitnesszustand und um psychisches Wohlbefinden. Es beugt Verletzungen vor, Knochensubstanz wird aufgebaut, die Muskulatur wird leistungsfähiger. Die Gefahr, dass ein Kind sich beim Fußballspiel verletzt, ist wesentlich größer als bei intelligentem spielerischem Krafttraining. Einmal aus der Sicht eines adipösen Kindes gesprochen: Wenn Sie es hinter dem Ball herlaufen lassen, werden sich die Erfolgserlebnisse eher unter dem Radar durchducken, beim Krafttraining hingegen kann auch mit mehr Körpervolumen gepunktet werden. Lange Zeit hieß es, Kinder wären beim Krafttraining überfordert, und Krafttraining wäre generell eine überdosierte Sportart vor dem Erwachsenenalter. Das Gegenteil ist nicht nur meine Meinung, sondern mittlerweile auch wissenschaftlich belegt: Kluges, betreutes Krafttraining ist hervorragend, das Kind spürt seinen Körper und bekommt eine sehr echte Wahrnehmung von dem, was es leisten kann und wann es zu viel wird. Was für viele heute aussieht wie der neueste Spleen, stellt sich als sehr zweckmäßig heraus, wenn es verantwortungsbewusst eingesetzt wird. Krafttraining setzt sich aus koordinativem, motorischem Training mit Körpergewicht und Ausdauerkrafttraining zusammen. Hier geht es noch nicht um Maximalkraft und nicht um Hypertrophie-Training wie beim Bodybuilding. Das Entscheidende beim Krafttraining für Kinder ist, dass sie lernen, ihren Körper in Bewegung kennenzulernen und ihn zu spüren: sein Bewegungsausmaß, die Stabilisierung, seine Kräftigung zu erfahren. Natürlich werden auch Energien freigelassen, denn auch Krafttraining ist eine Form von Austoben – wie jede Sportart.

Aus der Sportwissenschaft kommen sehr gute Lösungsansätze, nämlich Plädoyers für vermehrte Kombination von Mannschaftssport und Kraftsport, um unsere Kinder gesünder und fitter aufwachsen zu lassen – jede Sportart braucht systemischen Ausgleich.

Rumpf und Hirn

Dabei ist das Rumpftraining von essenzieller Bedeutung und auch im Kinder- und Jugendalter sehr wichtig für jede Sportart: zu Anfang spielerisch angeleitet, alters- und kindgerecht durchgeführt bis hin zu spezifischerem, professionellerem und disziplinierterem Rumpftraining in späteren Jahren.

Alles, was wir mit Armen und Beinen machen, geht von der Rumpfmuskulatur aus. Rumpftraining ist eines der Grundgesetze für den Körper.

BEDENK-ZETTEL:

Alles, was wir mit Armen und Beinen machen, geht von der Rumpfmuskulatur aus. Rumpftraining ist Gesetz.

Schon die alten Griechen wussten: In einem gesunden Körper wohnt ein gesunder Geist. Heute ist sogar wissenschaftlich bewiesen, dass durch Sport neue Gehirnzellen entstehen.

Körperlich aktiv sein fördert die intellektuelle Entwicklung von Kindern, stärkt die Psyche von Erwachsenen und hält auch im Alter länger geistig fit. Das belegen umfangreiche Forschungen. Aktives *brain training*, zu Deutsch Gehirntraining, verbindet auf spielerische Weise Koordination, Kognition und visuelle Elemente – und genau das macht es so einzigartig. Es kombiniert einfache sportliche Bewegungen mit Denkarbeit – das macht noch dazu richtig viel Spaß. Aktives Gehirntraining ist eine Methode, die Fortschritte in Koordination, Kognition und auf der emotionalen Ebene schnell sichtbar macht und die persönliche Weiterentwicklung fördert – ganz gleich, ob Sie 8 oder 80 Jahre alt sind. Durch die ständig neuen und wechselnden Herausforderungen für das Gehirn werden neue Synapsen gebildet, und das steigert die Leistungsfähigkeit. Gehirntraining verknüpft und aktiviert alle Gehirndimensionen miteinander, die Verbindung von Koordination, visuellen Elementen und Kognition führt zu einer verstärkten Interaktion zwischen diesen drei Bereichen und trägt zur Förderung der individuellen Leistungsfähigkeit bei.

Rumpf und Gehirn, das sind die zwei tragenden Säulen eines gesunden Körpers und daher die wichtigsten Bestandteile eines modernen Trainings – aber das wird ein eigenes Buch.

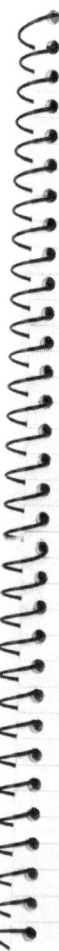

BEDENK-ZETTEL:

Noch ein Gesetz:
Aktives Gehirntraining.

BEDENK-ZETTEL:

Rumpf und Gehirn sind die tragenden Säulen eines gesunden Körpers und die wichtigsten Bestandteile modernen Trainings.

Beschwerden-Management, Vorbeugung und Ausgleich

Vor einigen Wochen sagte mir eine Dame bei einem Vortrag, ihre Kinder wären mittlerweile erwachsen und hätten sich bis 16 überhaupt nicht bewegt, aber nun würden sie sich total für Sport interessieren.

Ich äußerte die Vermutung, dass hier wohl das »Vorleben« gefehlt haben könnte, was sie vehement verneinte.

Ich höre nicht nur, was die Menschen mir erzählen, sondern ich sehe auch sehr gut und sehr viel anders als die meisten. Ich sehe am Körper der Mutter, dass ihre Kinder nichts, aber rein gar nichts mit Bewegung zu tun haben können und auch nicht damit in Verbindung gekommen sind.

Sie war erst entrüstet, als ich meine Wahrnehmung laut ausgesprochen hatte, hat mich dann aber bestätigt.

Diese jungen Erwachsenen haben mit der Bewegung und mit dem Sport angefangen, weil sie anderen gefallen wollten oder weil andere – die ihnen als Vorbilder dienen – sie mitgerissen haben. Oder weil möglicherweise die ersten Probleme, Schwierigkeiten und Schmerzen sie fast dazu gezwungen haben, etwas zu tun.

Das ist erst einmal gut, aber ich kann Ihnen jetzt schon sagen, dass dieses Interesse am Sport ziemlich gewiss genauso schnell abreißt, wie es gekommen ist.

Viele Mütter, die mit ihren Kindern zu mir in die Praxis kommen, erklären mir, sie hätten überhaupt keine Ahnung, wie ihr Kind zu diesen Symptomen, zu diesen Haltungsschäden komme, völlig unerklärlich wäre es ihnen, denn ihr Kind wäre doch supersportlich. Zweimal in der Woche Fußballtraining – besser als nichts, aber wie soll ein Teenager mit Morbus Scheuermann nur beim Kicken fit werden? Er braucht sehr viel mehr, variantenreichere und ausgleichende Bewegung.

Für viele klingt es absurd, aber das Wichtigste bei Beschwerden, Beeinträchtigungen oder Verletzungen ist, in Bewegung zu bleiben, sich mithilfe fachlicher Unterstützung sein Trainings- oder Bewegungsprogramm auf den Leib schneidern zu lassen und sich sofort auf die neue Situation einzustellen. Nach einer Verletzung verfallen die meisten Menschen in eine Art Schockstarre, sie haben eine Verletzung an der Schulter oder am Bein und meinen, sie müssten abwarten, bis alles verheilt sei, und sie könnten erst dann wieder mit Bewegung und Sport anfangen, wenn sie schmerzfrei wären. Ganz verkehrt und geradezu fatal. So wie auch bestimmte Sportarten ruft eine Verletzung ebenso Einseitigkeit hervor, und die muss ausgeglichen werden, um Fehlbelastungen und daraus resultierende körperliche Schäden abzufedern. Neben fachlicher Beratung zum optimalen Bewegungsprogramm sind die ersten vorsichtigen Trainingsschritte der erste richtige und einzige Weg zur Verbesserung. Selbst mit einem ruhiggestellten Bein nach einer Knie- oder Sprunggelenksoperation kann selbstverständlich der restliche Körper ohne Belastung des Beines mit Bewegung und spezifischem Training in Betrieb gehalten werden. Das ist nicht nur gut für den Erhalt der Muskulatur und der konditionellen Fähigkeiten, sondern auch hervorragend und wichtig für das Herz-Kreislauf-System. Wie viele schlittern durch diese vermeintliche Zwangsruhe in eine Art Depression und in ein Frustrationserleben.

In meiner Praxis werden viele Verletzte betreut, und die meisten benötigen von uns eine Bestätigung mit Datum und genauer Uhrzeit, die belegen soll, dass sie da waren und nicht etwa spazieren gegangen sind. Da frage ich mich schon, ob wir im Mittelalter sind und ob unsere Krankenkassen und unser Gesundheitssystem seither geschlafen haben. Wie können unsere Krankenkassen einen Menschen mit einer Unterarm-Fraktur oder nach einer Knieoperation »heimkrank«

sprechen und ihm nicht die Möglichkeit geben, zu seiner Therapie zu gehen, ohne dass er dafür an die Bestätigung denken muss (dabei hat der weiß Gott anderes im Kopf)? Was spricht dagegen, dass er sich trotz seiner Verletzung im Freien bewegt? Regelmäßiges Bewegen ist unglaublich gut und wichtig, je nach Möglichkeit und Grad der Verletzung natürlich. Zu Hause eingesperrt bekommt doch jeder früher oder später einen Lagerkoller. Bestätigungen. Ausgehzeiten. Mittelalter.

Zu denken, die Skoliose, der Bandscheibenvorfall, die Venenleiden und so weiter wären nun halt einmal da und man müsse sich diesem schmerzhaften Schicksal fügen, ist ein weiterer Irrtum. In Kindertagen Versäumtes und Falschgemachtes, meinen viele, kann man nicht mehr sanieren, und deshalb fangen die meisten erst gar nicht damit an. Sehr vieles sogar kann man sanieren. Stillstand ist für einen gesunden Körper ebenso Gift wie für einen kranken.

Egal ob wir gesund sind, beeinträchtigt oder verletzt: Wir müssen uns darauf einstellen und uns an die vorhandene Situation anpassen. Auch als Gesunde müssen wir uns auf eine unbekannte Bewegung (auf eine Sportart, eine nicht alltägliche, ungewohnte Tätigkeit ...) vorbereiten. Wenn unser Körper alte Lasten zu tragen hat, nicht gesund, gehandicapt oder verletzt ist – das jeweilige Krankheitsbild oder Symptom sei einmal dahingestellt –, müssen wir unseren Körper erst recht und auf eine andere Weise auf jede Aktivität vorbereiten, weil wir das, was wir früher versäumt haben, nun abfedern und auffangen müssen.

Wenn wir im Garten arbeiten wollen, müssen wir uns darauf vorbereiten oder zumindest mit uns und unserem Körper und der Realsituation angepasster Arbeit beginnen – auch wenn wir gesund sind. Denn wenn Sie Ihren Lebensunterhalt in einem sitzenden Beruf verdienen, wenig bis keine Bewegung in Ihrem Alltag haben, ist es keine gute Idee, am Abend die Säcke mit der Blumenerde zu stemmen: Da können Sie das Gras aussäen, aber den Garten umackern muss jemand anders.

Manche Skibegeisterte fangen Ende November mit der Skigymnastik an, um für den Weihnachtsskiurlaub fit zu sein. Wenn Sie Ski fahren wollen und den ganzen Sommer nichts dafür tun, um diese spezifischen Bewegungen ausführen zu können, ist die Skigymnastik einmal die Woche eher für die sprichwörtlichen Fische. Wenn Sie Ski fahren wollen, müssen Sie auch im Sommer jene Ausgleichssportarten und Sportarten ausüben, die die Skibewegung unterstützen und die für Ihre individuelle Konstitution, Ihren Gesundheitszustand optimal sind. Das hat auch mit Eigenverantwortung zu tun, denn das Verletzungsrisiko ist auch im Hobbyskisport ziemlich hoch.

Ich sehe in der Zwischenzeit sehr viele Sportarten als gesellschaftliches Problem – von der Krankengymnastik respektive dem Gesundheitssport einmal abgesehen –, weil sich die Menschen in keiner Weise auf die Sportarten vorbereiten, die sie ausüben. Einfach mal drauflos beim Skifahren, wir sind ja sportlich und gehen einmal die Woche zum Tischtennis. Ich selbst bin im vergangenen Winter nur beruflich Ski gefahren, und ich war extrem vorsichtig, weil ich nicht so fit und vorbereitet war, wie ich das gewohnt bin.

Hat hier jemand »Golf« gesagt und dass man da doch sicher nicht trainieren muss? Golf ist eine tolle Sportart, wo starke Leistung mit schwacher zusammenspielen kann, aber auch das muss aufgrund der Einseitigkeit der Bewegung vorbereitet werden, selbst bei Golf muss zusätzlich zum golfspezifischen Training mit Ausgleichstraining gearbeitet werden – wie bei fast allen Sportarten auch.

Im Sommer nur Fahrrad fahren: Das macht keinen Skifahrer.
Nur Rad fahren: macht keinen Radfahrer.
Nur Ski fahren: macht keinen Skifahrer.
Nur jonglieren: macht keinen Fußballer.
Nur schwimmen: formt keinen Schwimmer.

Skifahren, Mountainbiken und Berggehen sind hervorragende, gesunde, tolle Sportarten. Die Einbeziehung der Natur ist großartig ebenso wie die Möglichkeit, Sport frei und eigenständig zu betreiben, in nicht organisierten Strukturen, nach Lust und Laune und eigener Befindlichkeit. Aber Skifahren, regelmäßiges Berggehen, Radfahren beispielsweise reicht nicht aus, um unserer Gesundheit nachhaltig Gutes zu tun. Denn bei den genannten Sportarten, stellvertretend für viele andere Sportarten, wird nur in Beuge- und Flexionsmustern gearbeitet – Streck- und Extensionsmuster zu trainieren, das wäre der perfekte Ausgleich.

Die meisten Menschen sind aufgrund ihres Berufs in körperlichen Positionen tätig, beziehungsweise sind zur Ausübung ihrer Tätigkeit Haltungen erforderlich, die Verkürzungen begünstigen: mit dem Schwerpunkt nach vorn.

Es gibt fast keine Sportart, die in Aufrichtungsmuster geht. Deshalb können Pilates oder andere vergleichbare Trainingssysteme für die Aufrichtung, für die Statik, für die Kraft der Rumpfmuskulatur und für die Weiterleitung in die Extremitäten eine sehr wichtige Form des Ausgleichs für jede beuge- und flexionsdominierte Sportart sein.

Schwimmen ist für den Kalorien- und Energieverbrauch eine der besten Sportarten überhaupt, weil fast alle Muskelgruppen in Aktivierung kommen. Aber nur dann, wenn die Schwimmbewegung richtig ausgeführt wird. Wenn nämlich die Haare nicht nass werden dürfen oder der Kopf nicht unter

Wasser darf, verkrampft man bei der Schwimmbewegung die Nackenmuskulatur. Richtig schwimmen heißt: Kopf unter Wasser, um die Wirbelsäule gerade zu halten. Gerade beim Kraulen braucht es eine extreme Rotationshaltung für die Atmung, und damit die Ausübung dieses Sports auf Dauer gesund ist und keinerlei Haltungsschäden hervorruft, ist ein ausgleichendes Kräftigungsprogramm für die Halswirbelsäule und für den Schultergürtel notwendig. Das übrigens für eine angenehme Abwechslung sorgt! Wir Menschen sind von den Bewegungsabläufen her nicht für das Schwimmen ausgelegt, wir sind keine Frösche, trotz gleicher Anzahl an Extremitäten. Natürlich kann unsere Hüfte Schwimmbewegungen durchführen, es sei denn, wir hätten es mit einer nicht adäquat diagnostizierten, ignorierten oder bis dato unerkannt gebliebenen Hüftdysplasie zu tun. Dann wird Ihnen keine gleichmäßige Beinbewegung gelingen, sie werden einen Widerstand und entweder direkt oder später Schmerzen spüren.

Viele Leistungsschwimmer haben Rückenprobleme, ich betreue einen unter 30-jährigen Spitzenschwimmer mit mehrfachen Bandscheibenvorfällen. Ausgleichstraining kam in seinem Programm nie vor.

Ich möchte keine einzige Sportart schlechtreden, verstehen Sie mich nicht falsch. Ich habe einige herausgegriffen, die jeder kennt, und an diesen Beispielen versucht, Ihr Bewusstsein zu schärfen, dass *jede* Sportart eine Betonung und einen Widerstand auf unseren Körper ausübt, und dem gilt es im Sinne einer Ausgewogenheit und im Sinne eines balancierten Trainings entgegenzuwirken. Jeder Sport bringt eine gewisse Einseitigkeit mit sich, die trainiert, ausgeglichen, physiologisch und biomechanisch vorbereitet werden muss. Das gilt insbesondere für moderne Sportarten – einfach drauflos ist meistens eher schlecht als recht.

Stand-up-Paddeln, Bouldern, Radpolo, Poledance, Meerjungfrauenschwimmen (eine der Trendsportarten im Jahr 2019) – Sie müssen sich überlegen, wie Sie die einseitige Belastung mithilfe eines anderen Trainings ausgleichen, sonst wird das Ihr Körper in Bälde unter Protest einfordern.

Plogging, ein sehr löblicher Sport und ebenfalls eine Trendsportart im Buchentstehungsjahr: »Plogging« ist ein Kofferwort aus dem schwedischen *plocka upp* und »Jogging«. *Plocka upp* bedeutet so viel wie »aufräumen« oder »aufsammeln«. Bestimmt können Sie sich schon vorstellen, worum es geht, und nun stellen Sie sich vor, jemand mit Haltungsdefiziten und einem nicht hinreichend trainierten Körper legt ungebremst mit der damit verbundenen Bewegung los: Er rennt, ortet Müll am Wegesrand, bremst, bückt sich, wieder hoch und weiter. Was meinen Sie, wie dieser Körper rebellieren wird?

Gleiches gilt für eine weitere Trendsportart, Crunning, eine Mischung aus dem englischen *crawling* und *running* – eine Art Intervalltraining für jene, die gern andere auf humorvolle Weise unterhalten: Die Menschen rennen, um sich dazwischen auf alle viere zu begeben, sich wieder aufzurichten und weiterzulaufen.

Im CrossFit werden sehr viele Bereiche des Körpers trainiert, allerdings über Dynamik, Schwung. Reaktiv-, Verlagerungs- und Kompensationskräfte folgen in einer hohen Schlagzahl aufeinander. Eine gute Sportart, wenn der Körper in der Lage ist, diese Belastungen zu stabilisieren, auszugleichen, wenn die Sehnen und Bandstrukturen wie auch Herz und Kreislauf in der Lage sind mitzugehen. Die Klimmzüge, die im CrossFit gemacht werden, werden über Schwungkräfte durchgeführt – da wirken auf den Körper völlig andere Dynamiken als bei normalen Klimmzügen.

Warum tun wir das? Warum kommen wir überhaupt auf die Idee, einfach mal draufloszusporteln auf die Gefahr hin, dass das unser Körper nicht mitmacht?

Weil wir es oft nicht besser wissen.

Weil wir uns in der Sicherheit glauben, ohnehin aufgefangen zu werden.

Es gibt Unfallstatistiken, aber es gibt leider keine Statistiken, die belegen, dass die verantwortungslose Handlungsweise eines Patienten dem eigenen Körper gegenüber eigentlich schuld war an der Verletzung und den daraus resultierenden Kosten für unser Gesundheitssystem. Ich sehe diese Verletzungen in meiner Praxis, und ich sehe sehr genau, ob und wie weit die Patienten selbst verantwortlich sind für die Schäden an ihrem eigenen Körper. Und die Statistik in meinem Kopf zeigt mir Düsteres, in Bälde Unfinanzierbares. Bereits jetzt explodieren im Krankenkassenbereich die Kosten aufgrund von Kreuzband- und Wirbelsäulenproblemen, die auf längere Sicht nicht finanzierbar sein werden. Da bricht natürlich Panik aus im System, und deshalb wird frenetisch zum Sport und zur Bewegung aufgerufen, und ich frage mich, ob alle verrückt geworden sind. Der Sportartikelhandel freut sich, aber im Grunde müssten auf jeden verkauften Sportartikel drei Prozent aufgeschlagen werden, die in unser Sozialsystem als Kostenausgleich fürs Gesundheitswesen eingezahlt werden.

Gesellschaft der Extreme

Unsere Gesellschaft ist so krank geworden, und das in mehrerlei Hinsicht. Was haben wir zuhauf auf Achttausendern verloren? Die wenigsten schaffen das ohne Sauerstoff, und da frage ich mich erstens, ob so ein fragwürdiges Erlebnis

50.000 Euro wert sein kann und ob es zweitens moralisch einwandfreier Natur ist, diese 50.000 Euro zu kassieren. »*By fair means*« hat die österreichische Bergsteigerlegende Reinhold Messner einmal gesagt – und sein Leben lang danach gelebt. Mit fairen Mitteln. Mich widert dieser Achttausender-Tourismus (stellvertretend für viele andere sportliche Statussymbole) an – den Gipfel im Auge wird über Leichen gestiegen und daheim darüber berichtet, welches Abenteuer man da gerade mal so überlebt hat. Diese Menschen sollten sich schämen, anstatt stolz zu sein – und die Anbieter solch fragwürdiger Abenteuerreisen ebenso.

Aufmerksamkeit und Respekt bekommt man nur noch für bezwungene Extreme. Man kann auch drei Stunden wandern anstatt zwölf. Das ist sogar gesünder. Wenn Sport und Bewegung Anerkennung erfahren wollen in unserer Gesellschaft, muss es um Höchstmaße und um Limits gehen. Wenn jemand erzählt, er schwimme jeden Tag frühmorgens eine Viertelstunde im Mondsee, dann reicht das in der Regel nicht einmal für eine kleine Reaktion, denn was soll da schon Besonderes dran sein? Da muss es schon heißen, er schwimme jeden Tag einmal den ganzen Mondsee rundherum – *das* zählt, denn das macht nicht jeder, das bringt nicht jeder zustande. Ob derjenige schwimmen kann, ob seine Bewegungsabläufe stimmen, ob der Schwimmsport für seine gesundheitliche Situation überhaupt der optimale ist oder ob derjenige ab der Hälfte der Strecke schon mehr tot als lebendig im Wasser treibt, das interessiert niemanden und am allerwenigsten den Betroffenen selbst. Hauptsache, etwas, womit er angeben kann und wofür andere ihn bewundern können.

So entstehen Hemmschwellen für alle moderaten und bedachten Sportausübenden. In unserer Leistungsgesellschaft werden Hürden aufgebaut, die reine Freude an gesunder Bewegung nicht mehr überwinden kann. Nur wer Höchstleistung bringt, zählt und gehört dazu – das ist eine katastrophale Fehlentwicklung. Sobald ein Kind im Fußballverein ein klein wenig durch Leistung, Freude am Spiel und Talent hervorsticht, wird es von den Eltern schon in der Bundesliga gesehen. Trainer von »kleinen Vereinen« entschuldigen sich bei mir, dass sie »nur ein kleiner Amateurverein« wären – ihnen ist die Wertigkeit ihres Tuns überhaupt nicht bewusst, weil sie das von der Gesellschaft nicht gespiegelt bekommen. Nur der Spitzensport scheint in den Köpfen der Menschen zu zählen, nur Höchstleistung. Und wer sich das nicht zutraut, wer das nicht kann, bewegt sich lieber gar nicht.

Wir sollten unserer Gesundheit zuliebe schleunigst damit aufhören, uns am Wettkampfsport zu messen. Die meisten Menschen haben, wenn sie an eine Sportart denken, sofort den Besten der jeweiligen Zunft im Kopf. Thiem, Hirscher, Gottwald – wir messen uns unbewusst an einer Größe, die für uns unerreichbar ist und uns unterschwellig abschreckt. Wir interpretieren in Sport nicht Freude hinein, sondern Leistung. Ich erwarte nicht, dass meine Patienten Thiems, Hirschers und Gottwalds werden. Ich erwarte von meinen Patienten, dass sie sich für die Bewältigung ihres Alltags und für die Ausübung ihrer Hobbys mit Sport und Bewegung gesund halten. Sie müssen ihren alltäglichen Anforderungen gerecht werden können, ohne krank zu werden. Das gilt für den Lkw-Fahrer und für den Sekretär ebenso wie für den Tischler. Ich bin seit 30 Jahren Physiotherapeut und arbeite an vielen Tagen der Woche an der Therapieliege. Auch ich muss meinen Körper und meine kognitive und körperliche Leistungsfähigkeit trainieren. Ehrlich trainieren ...

By fair means – mit fairen Mitteln

Während der letzten Arbeiten an diesem Buchtext berichten Medien von mehr als 20 Tonnen in die EU eingeschleuster Dopingmittel im Wert von 23 Millionen Euro. 234 Personen wurden festgenommen und 3,8 Millionen Dopingpräparate sowie gefälschte Arzneimittel wurden bei dieser Aktion aus dem Verkehr gezogen. Zusätzlich wurden fast 24 Tonnen allein an Rohsteroidpulver sichergestellt. Die Dopingmittel, hieß es, sollten vorwiegend im Hobbysportbereich zum Einsatz kommen, und es seien keine Abnehmer im Spitzensport bekannt.[47] Das Erste, was uns bei dieser Meldung interessiert, ist, ob nicht einer unserer Sporthelden damit etwas zu tun haben könnte, und die Meldung »vorwiegend für den Hobbysportbereich bestimmt« lässt uns heuchlerisch aufatmen. Dabei steigen wir über die Toten auf den Achttausendern genauso unbeeindruckt, wie wir Athleten fallen lassen, die wegen Dopingvorwürfen durchs Dorf getrieben werden. Jeder Skandal macht uns mehr an als ehrliche sportliche Leistung. Selbst im Hobby- und Breitensport betrügen wir mit Doping, wen eigentlich? Uns interessieren nur mehr Extreme, und dafür gehen wir so weit, zu dopen und unserer Gesundheit nachhaltigen und unsanierbaren Schaden zuzufügen, wofür überhaupt? Leistungsbeeinflussende Substanzen im Breiten- und Freizeitsport sind schon lange keine Ausnahme mehr, und ich frage mich, wie unser Gesundheitssystem dazu kommt, die Kosten für die Sanierungsmaßnahmen solcher unverantwortlichen Deppen und Betrüger zu übernehmen.

Der Spitzensport ist leider nicht immer ausschließlich eine positive Werbung, wir hören von Todesfällen, von schweren Unfällen, von Skandalen, von Doping. Wir erwarten diese Extreme geradezu, was nicht extrem ist, ist für uns nicht die Spitze.

Wir leisten selbst nicht, erwarten aber von den Athleten, was wir selbst nicht zustande bringen (manchmal schaffen wir es nicht einmal, uns vom Sofa zu erheben). Wir = 0 Prozent. Athlet = 100 Prozent. Dass so eine Rechnung irgendwann nicht mehr aufgeht, ist klar. Wir wollen immer mehr Highlights, immer mehr Rekorde und immer mehr grenzüberschreitende Extreme von Körpern und Physik sehen. Wir sind nicht mehr zufrieden mit 10,0 auf 100 Meter, wir wollen einen neuen Weltrekord sehen. Sportwissenschaftlich betrachtet werden wir uns immer weiterentwickeln, aber der menschliche Körper und Organismus stößt irgendwann an Grenzen, die nicht mehr überwindbar sind. Nicht mit fairen Mitteln. Unsere Erwartungshaltung produziert gedopte, pharmakologisch unterstützte Maschinen, die sich vom ehrlichen Leistungssport mit intensivem Training immer mehr entfernen. Gesunde, seriöse Athleten, die ohne Doping erfolgreichen Sport betreiben, müssen heute teilweise sehr frustriert sein, wenn sie auf internationaler Ebene gegen Athleten antreten müssen, die unter Zuführung unerlaubter Substanzen mit Riesenvorteilen bedacht sind.

Meine innere Einstellung und mein wissenschaftliches Trainingsempfinden und die Idee von Doping könnten nicht weiter voneinander entfernt sein. Ich verachte Doping, jene, die es betreiben, und die gesamte Maschinerie dahinter. Es ist Betrug, gesundheitsschädlich und eine Ohrfeige für all jene, die mit fairen Mitteln trainieren. Die Gründung der Nationalen (NADA) und Welt-Anti-Doping-Agentur (WADA) und ihre Ausstattung mit entsprechenden Durchgriffsrechten halte ich für eine wichtige Errungenschaft in Richtung fairen Sports. Solange es aber Länder gibt, die die Kontrollen der Anti-Doping-Agenturen ablehnen, aber trotzdem an nationalen und internationalen Wettkämpfen, ja sogar an Olympischen Spielen teilnehmen können, führt sich das System selbst ad absurdum. Da wird es lächerlich. Wenn mich die Polizei aufhält und einen Alkohol- oder Drogentest von mir verlangt, und ich sage: »Heute ist mir irgendwie nicht danach, also nein ...«, darf mir jeder die Frage stellen, was ich zu verheimlichen habe, und ich muss nicht beleidigt sein. Ich wünsche mir, dass die Forschung irgendwann so weit sein wird, Dopingsubstanzen auf Jahre zurück nachweisen zu können – und ich bin dafür, dass jedem Überführten seine Titel aberkannt werden inklusive aller anderen Konsequenzen.

Bei aller Schärfe und Strenge denke ich auch viel darüber nach, weshalb es in unserer Gesellschaft zu so einem pathologischen Ehrgeiz kommt. Weshalb lässt man sich verführen, seine eigene Gesundheit aufs Spiel zu setzen?
Es ist unsere Gesellschaft, die nur mehr auf Extreme reagiert – wird keine herausragende, keine Spitzenleistung abgeliefert, wird man nicht wahrgenommen. Nicht von der Gesellschaft und auch nicht von der Wirtschaft und von potenziellen Sponsoren, die der Athlet aber braucht, um mit der Ausübung seines Sports Geld verdienen zu können. Wir nehmen nur denjenigen ganz oben am Podest wahr, der Zweite ist schon weniger interessant. Wer »wir« ist? Sportkonsumenten, Wirtschaft, Industrie, Sportverbände, Politik. Rang sechs bei den Olympischen Spielen wird schon nicht mehr zur Ehrung beim Bundespräsidenten eingeladen. Sechstbester Sportler einer Disziplin – weltweit! –, und man ist uninteressant.

Normal ist das neue Cool

Ich beschäftige mich viel mit der Frage, wie wir unsere Gesellschaft von diesem ungesunden Denken und Handeln in Extremen hin zum sehr viel gesünderen »Normal« bringen können. »Normal« würde uns in so vielerlei Hinsicht so guttun. Jede Form von Werbung ist ein großer Einflussnehmer, dem sich nur die wenigsten von uns entziehen können, deshalb ist hier vielleicht ein guter Platz, um mir von der Wirtschaft etwas zu wünschen: Wäre es nicht an der Zeit, vermehrt Sponsoring im Breitensport, in der Talententwicklung, zum Thema gesundes Bewegungsverhalten zu betreiben? Gern in Verbindung mit einem der sportlichen Helden, aber ohne dessen Spitzenleistung hervorzuheben, sondern ihn mit Nachwuchssportlern, mit Breitensportlern, mit Jugendarbeit, mit der Ausübung von gesundem Sport, von präventivem, ausgleichendem Training in Verbindung zu bringen. Ich wünsche mir, dass die Kombination »Prävention – Gesundheit – Sport« mehr Unterstützung bekommt.

Verbandsarbeit und Sportvereinsarbeit werden ein immer schwierigeres Thema in unserer Gesellschaft. Ich bin jedem in einem Verein tätigen Menschen unabhängig von seiner sportlichen Ausbildung und Qualifikation zutiefst dankbar für seine Arbeit und sein Engagement. Ich selbst und auch meine Kinder haben in Verbänden und Vereinen ihre sportlichen Leidenschaften ausleben dürfen, und das war und ist bis heute eine lebenslang positive Schule geblieben. Es wird gern gelästert, dass viel zu viele Väter ohne Trainer- oder pädagogische Ausbildung das Fußballtraining übernehmen. Wir reden hier von spielerischem Training, das Freude an der Bewegung, am Mannschaftssport und an der Gemeinschaft transportieren soll, und jeder, der sich über die mangelnde Ausbildung beschwert, soll sich doch einmal hinstellen: zwei- bis dreimal in der Woche, nach dem Fulltime-Job, plus Gespräche mit Eltern (die wissen wollen, wann der Sprössling denn nun in der Lage sein wird, die gesamte Großfamilie mit seinem Fußballspiel zu ernähren), Vorstandssitzungen – und all das ehrenamtlich und dabei permanenter Kritik ausgesetzt. Selbst hier ist wieder das Extrem wichtiger als das Normal.

Ich hoffe, dass die Politik sich bald ein Herz fasst und das Ehrenamt adäquat unterstützt – und zwar *nicht* zulasten der Unternehmer oder der Gemeinschaft. Ehrenamt ist kein Privatvergnügen, sondern ein Dienst an der Gemeinschaft, und für den Fall, dass die Frage kommt, wie sich das finanzieren lassen soll, zähle ich bei geeigneter Gelegenheit gern ein paar Positionen auf, die keinem fehlen würden und auf die sehr flott verzichtet werden kann. Der Return on Investment wird sich sehen lassen können, darauf wette ich. Leider glaube ich, dass das Ehrenamt – sollte es so weiterlaufen wie bisher – keine goldene Zukunft hat. Unsere Gesellschaft scheint zunehmend auf sich bedacht, was sich allein daran ablesen lässt, dass die Einzelsportarten vermehrt Zulauf erfahren. Da lässt sich die Finanzierung neuer, modernerer Sportstätten schlecht argumentieren, dasselbe gilt für die Übernahme der Kosten adäquater Trainerausbildungen für die Ehrenamtlichen. Die wenigsten Vereine haben Geld dafür, von den Zeitkapazitäten der Privatpersonen ganz zu schweigen, und auch die Arbeitgeber dürfen nicht vergessen werden. Wie kommen wir nur ständig darauf, die Unternehmer hätten für den Finanzausgleich zu sorgen, indem sie nicht nur freigeben, wann immer es sein muss (das tun übrigens die allermeisten aus einer sehr großartigen Selbstverständlichkeit heraus!), sondern auch noch die in der Arbeit versäumten Tage mit zusätzlichem Urlaub ausgleichen? Damit uns das Ehrenamt und die Vereinstätigkeit nicht wegsterben, wird mit hinaufgesetzten Steuerfreibeträgen Kosmetik betrieben. Wie wäre es mit echten Steuererleichterungen für die Unternehmer? Bei der aktuellen Diskussion muss sich niemand mehr wundern, wenn Unter-

DENK-ZETTEL
FÜR DIE POLITIK:

Ehrenamt ist kein Privatvergnügen, sondern wertvoller Dienst an der Gesellschaft. Wann wird endlich adäquate Unterstützung umgesetzt? Muss es erst aussterben, bevor wir wissen, was wir an ihm haben?

nehmer »Nein danke« sagen, wenn sich potenzielle Mitarbeiter mit dem Anhängsel Ehrenamt (Sportverein, Feuerwehr …) bewerben.

Die Zeiten, in denen jeder ungefragt seinen Beitrag leistet, sind vorüber. Wir sind vielerorts schon lange nicht mehr die Gesellschaft, dieses Wir, das zu so einem Einsatz bereit ist. Wir wollen den Verein als fertiges Produkt vorfinden, das nichts kostet.

Wenig überraschend geht die Tendenz zu Fusionen von Kleinvereinen mit professioneller Führung, mit Mitgliedsbeiträgen und Sponsoren. Das ist wohl die Zukunft.

Der kleine Verein mit seinen Ehrenamtlichen wird aussterben, sobald die 1960er-Baujahre nicht mehr wollen oder können. Die jungen Leute wollen am Wochenende zum Festival oder an den Gardasee und nicht beim Aufräumen vom Vereinsfest am Vorabend helfen. Wenn sich meine Prognose bewahrheitet, fällt ein weiterer wichtiger Baustein weg, der von klein auf die Menschen zu Bewegung und Sport führt.

Spitzensport ist ein 80-Stunden-Job

Ein Athlet an der Weltspitze kann nicht das Maß der Dinge für einen Breitensportler oder Freizeitskifahrer sein. Marcel Hirscher ist der weltbeste Skifahrer, aber nur wenige wissen, was es für einen Aufwand bedeutet, auf diesen Level zu gelangen und ihn über so viele Jahre zu halten, sogar immer wieder auszubauen. Disziplin, die an Selbstaufgabe grenzt, mentale Stärke, Verzicht, Talent und ein fokussiertes loyales Umfeld – all das braucht es, damit jemand wie Marcel Hirscher zu so jemandem werden kann. Sich an ihm zu messen, ist absurd. Ihn als Vorbild zu sehen für die Eigenschaften, die es braucht, zu einem Ziel zu gelangen, macht Sinn. Da gibt es kaum bessere Vorbilder. Ihn beim Skilaufen im Kopf zu haben und ihn nachzuahmen, führt zu Frustration. Für Marcel ist der Skilauf ein 80-Stunden-Job, und er arbeitet in Grenzbereichen, die vom Freizeitsport so weit weg sind wie der Nordpol vom Südpol. Ich betreue viele Profisportler, viele Athleten. Ich kenne keinen selbstkritischeren, disziplinierteren und fokussierteren Sportler als ihn, und ich habe nie zuvor mit jemandem wie ihm gearbeitet. Er ist auch für mich das Maß der Dinge, die ein menschlicher Körper und ein menschlicher Geist in der Lage sind zu leisten. Auch ich konnte mich durch ihn im Bereich Skisport extrem weiterentwickeln. Bewegungsanalyse, Bewegungsverhalten und Körperentwicklung haben im Zusammenspiel mit meinem schon vorhandenen Wissen und der extrem engen Zusammenarbeit mit Marcel selbst, mit seinem Vater und mit seinem Trainer Mike Pircher eine Reife ermöglicht, die bis hin an jegliche Grenze der Physik ging. Ich konnte meine Fantasie spielen lassen, um Geräte zu entwickeln, ich konnte Ideen für Training in der Natur und im Kraftraum umsetzen und durch sein Mithelfen und sein Zutun ein Programm für Grenzbereiche im Training erstellen, das dazu geführt hat, dass ich einen Athleten auf einer Ebene und auf einem Niveau unterstützen konnte wie nie zuvor einen Sportler. Das Vertrauen, die Nähe und das gegenseitige Verstehen zwischen Trainer, Therapeut, Athlet, das zwischen uns entstanden ist, die Art, wie wir gegenseitig unsere Inputs und Ideen hin und her gespielt und letztlich zur Umsetzung gebracht haben, hat uns Schritt für Schritt weitergebracht und es ermöglicht, dass Marcel seinen Körper über so viele Saisonen gesund durch den Skiweltcup bringen konnte.

Marcel Hirscher, dieser beispielhafte Athlet, wurde von Kindheit an zu einem Sportler, zu einem perfekten Skifahrer gemacht. Ihn hinsichtlich sportlicher Eigenschaften, bei Bewegungsausführungen kopieren zu wollen, wird mehr zu Frustration als Freude führen. Jemand wie er ist das Aushängeschild für den alpinen Skisport, aber er sollte nicht das sportliche Vorbild motivierter Freizeitskifahrer sein. So sehe ich das nicht nur bei ihm, sondern auch bei vielen anderen Athleten. Kaum jemand weiß, was Zehnkämpfer, Rodler – jeder einzelne Profisportler – an Zeit, Entbehrungen, Schmerzen für ihre Leidenschaft aufwenden, um in die Spitzenklasse auf nationaler und internationaler Ebene zu kommen. Ich glaube, jeder von uns hat Talente, und wer erst einmal seines gefunden hat, wird staunen, welche Energie sich für so eine Liebe des Lebens aufbringen lässt. Das kann Sport sein, das kann ein Beruf oder ein Hobby sein. Ich wünsche mir, dass jeder auch in Sachen Sport und Bewegung sein Talent sucht und findet – nicht um in den Spitzensport einzutreten, sondern um Gesundheit und Vitalität zu schaffen oder zu erhalten. Zufriedenheit sollte entstehen, Einklang und Balance – was Normalität halt so kann, wir haben es nur vergessen.

Wie bekommen Bewegung und Sport den Stellenwert, der ihnen gebührt?

Wir Menschen sind nicht dazu gemacht, uns nicht zu bewegen. Wir sind Läufer auf zwei Beinen. Schon die Allerersten von uns waren gezwungen, große Strecken zur Nahrungssuche zurückzulegen. So erreichte Homo erectus vor rund 1,8 Millionen Jahren von Afrika aus Asien, und Homo sapiens begann vor circa 200 000 Jahren sein Verbreitungsgebiet in die ganze Welt auszudehnen. Erst vor circa 10 000 Jahren wurden die ersten Menschen langsam sesshaft und reduzierten damit ihren Aktionsradius immer mehr. Eine relativ kurze Zeit, obwohl körperliche Aktivität weiterhin einen großen Teil des

Lebens bestimmte. Der derzeitige inaktive Lebensstil der meisten Populationen ist jedoch so weit unter dem normalen Niveau des genetischen Hintergrunds, dass daraus zahlreiche Probleme resultieren. Schon Hippokrates (460–370 v. Chr.) hat auf die Bedeutung von regelmäßiger Bewegung hingewiesen[48], aber erst in den letzten 50 Jahren hat man die Bedeutung von körperlicher Aktivität und daraus resultierender körperlicher Fitness (Vitalität) mit all ihren Effekten näher untersucht. Diese Untersuchungen erbrachten zahlreiche positive Wirkungen von körperlicher Aktivität. Dr. Karl Mulac, Facharzt für Innere Medizin am Allgemeinen Krankenhaus (AKH) in Wien, hat in einer seiner Studien[49] die Effekte von Sport auf Organsysteme wissenschaftlich untersucht und mir seine Forschungsergebnisse zur Verfügung gestellt. Ich erspare diesem Text die genauen Zahlen, ich stelle lediglich dar, ob sich die Werte nach oben oder nach unten bewegen, das ist sehr viel plastischer, denn nicht jeder ist Mediziner oder vom Fach, der dieses Buch liest. Die wichtigsten Fachbegriffe sind im Glossar erklärt, denn da es sich um eine wissenschaftliche Studie handelt, sind natürlich einige Ausdrücke darunter, die möglicherweise nicht jedem geläufig sind.

Herz: Ruhe- und Belastungspuls ↓
Schlagvolumen ↑, HMV ↑
Durchblutung ↑, Mitochondrien ↑
Maximale Sauerstoffaufnahme ↑
Sauerstoffbedarf ↓

Lunge: Respirationsfläche ↑
Alveolokapilläre Diffusionskapazität ↑
Maximales Atemminutenvolumen ↑
Atemökonomie ↑

Gefäße:	Kapillarisierung in Skelettmuskeln ↑ Blutvolumen, Hb-Wert ↑ Fließeigenschaften des Blutes ↑ Blutdruck ↓ Atherosklerose ↓ Organversorgung mit Sauerstoff und Nährstoffen ↑
Muskulatur:	Dichteres Kapillarnetz ↑ Energiespeicher (ATP, Glukose, FFA) ↑ Mitochondrienzahl und -größe ↑ Sauerstoffaufnahme und -speicherung ↑
Stoffwechsel:	Adrenalin-, Noradrenalinspiegel ↓ LDL-Chol, HDL-Chol ↑ Triglyceride ↓ Insulinspiegel ↓, Insulinsensitivität ↑
Immunsystem:	Antikörper ↑ Stärkung des Immunsystems ↑ Tumorerkrankungen ↓ Erkältung ↓, Infekte ↓
Risikofaktoren:	Übergewicht ↓ Thromboseneigung ↓ Osteoporose ↓ Herz-Kreislauf-Erkrankungen ↓
Psyche:	Serotoninspiegel ↑ Depressionen ↓ Stress ↓, Ängste ↓ Selbstbewusstsein ↑

Viele weitere Studienergebnisse untermauern inzwischen die positiven Auswirkungen körperlicher Aktivität auf unsere Gesundheit. Lassen Sie mich noch einmal die *»Global Burden of Disease«*-Studie aufgreifen. An erster Stelle standen dabei die Herz-Kreislauf-Erkrankungen mit 17,8 Millionen Todesfällen jährlich weltweit. Ein Blick auf Dr. Mulacs Studienergebnisse zeigt direkt, dass bei körperlicher Aktivität Ruhe- und Belastungspuls nach unten gehen, das Schlagvolumen des Herzens ebenso, die Durchblutung steigt, die Zahl der Mitochondrien nimmt zu, ebenso wie die maximale Sauerstoffaufnahme, während der Sauerstoffbedarf abnimmt – der gesundheitliche Risikofaktor und Ursache Nummer eins für alle Todesfälle weltweit sinkt also, ebenso wie der Risikofaktor Übergewicht. Man muss kein Mediziner sein, um diese Ergebnisse zu interpretieren und Maßnahmen daraus abzuleiten.

»Unspezifische Kreuzschmerzen, Kopfschmerzen und Depressionen sind mittlerweile die häufigsten Ursachen von Invalidität. Für 2017 wurde die Zahl der neuen Fälle von chronischen und schmerzhaften Rückenbeschwerden auf knapp 246 Millionen geschätzt.«[50] Sehen Sie sich an, was Sport und Bewegung mit Ihrer Muskulatur und Ihren Gefäßen Positives anstellen, mit Ihrem Stoffwechsel, Ihrem Immunsystem. 995 Millionen Menschen entwickelten Probleme wegen Kopfschmerzen, 258 Millionen Personen erkrankten neu an Depressionen.[51] Auch die von Dr. Mulac nachgewiesenen positiven Auswirkungen auf unsere Psyche sind signifikant: Der Serotoninspiegel und das Selbstbewusstsein steigen, Stress und Ängste werden reduziert.

Mich entsetzt die Zahl von 258 Millionen weltweit neu an Depressionen erkrankten Personen zutiefst. Es geht uns zu gut, wir haben zu viel Zeit nachzudenken und zu wenige Aufga-

BEDENK-ZETTEL:

Sport und Bewegung sind nachweislich gesund. Was hindert uns daran, uns in Bewegung zu setzen?

ben, die unser Leben füllen, so scheint es. Es ist noch nicht so lange her, da mussten die Menschen sehen, ob sie überhaupt etwas zu essen bekommen, drei Mahlzeiten pro Tag waren auch in Europa nicht immer eine Selbstverständlichkeit für jeden. Heute haben wir alles, und das im Überfluss, und sind trotzdem unzufrieden. Bei Kämpfernaturen löst Unzufriedenheit Motivation aus, bei den schwächeren Charakteren Depression. Es gibt Unzufriedenheitsstudien en masse, allein das ist doch schon verquer – wir brauchen Studien, die uns aufzeigen, wie wir Lebensfülle und Zufriedenheit erlangen, und keine, die unsere Unzufriedenheit auch noch mit Zahlen untermauern. Laut einer Umfrage sagte ein gutes Drittel der Österreicher 2017, dass es ihnen heute schlechter gehe als noch vor zehn Jahren.[52] Die Gründe waren vielfältig: vom Einkommen und von der Wohnungssituation über Gesundheit und Aussehen hin zur politischen Situation in unserem Land. Wir haben alles und sind unzufrieden und krank.

Welchen Stellenwert Sport in der Prophylaxe und Therapie von depressiven Erkrankungen im Vergleich zu medikamentöser Therapie hat, wurde in verschiedenen Studien untersucht. Im Rahmen des »*Finnish Cardiovascular Risk Factor*«-Surveys wurden 3403 Teilnehmer (durchschnittliches Alter 46 Jahre) bezüglich ihrer sportlichen Aktivität, ihrer Gesundheit und Fitness befragt. Weiters nahmen sie an psychologischen Tests teil. Die Teilnehmer, die dreimal pro Woche oder täglich Sport betrieben, schnitten in allen Tests besser ab. Die Unterschiede im Vergleich zu jenen Probanden, die keinen Sport betrieben, waren signifikant. Weiters konnten Sportler besser mit Stress umgehen, fühlten sich gesünder und glücklicher, besser sozial integriert und fitter als diejenigen, die wenig bis keinen Sport betrieben.[53]

In einer anderen Studie wurden 9580 Männer zwischen 20 und 87 Jahren (durchschnittliches Alter 49 Jahre) bezüglich ihrer sportlichen Aktivität befragt, und die Probanden wurden zusätzlich hinsichtlich depressiver Symptome untersucht. 727 Personen waren depressiv. Es bestand eine signifikante inverse Korrelation zwischen dem Ausmaß an sportlicher Aktivität und depressiven Symptomen. Im Vergleich zu den Inaktiven zeigten Personen mit leichter sportlicher Aktivität ein um 24 Prozent geringeres, die mit moderater sportlicher Aktivität ein 51 Prozent geringeres und die mit hoher sportlicher Aktivität ebenfalls ein 51 Prozent geringeres Risiko, eine Depression zu bekommen. Das heißt, dass moderates Training ausreicht, um depressiven Symptomen vorzubeugen.[54]

Angesichts der ernüchternden Daten bezüglich der körperlichen Aktivitäten wären die medizinischen Gesellschaften und Gesundheitsorganisationen wahrscheinlich froh, wenn wenigstens die Minimalempfehlungen von 150 Minuten moderatem Sport pro Woche für Erwachsene und 60 Minuten für Kinder erreicht würden. Selbst wenn dies erreicht wird, sollte man nicht den Fehler begehen zu glauben, man hätte jetzt 150 Minuten trainiert und könne deshalb die übrigen vielen Stunden einer Woche beim Fernsehen oder vor dem Bildschirm sitzen und wäre vor den Schäden von Inaktivität geschützt. Sie haben es schon gelernt: Einseitigkeit ist Gift für unsere Körper, unser System braucht Ausgleich, und wenn sich das nicht immer ausgeht, sind schon zusätzliche Aktivitäten im Haushalt, im Garten sowie im Büro immer wieder aufzustehen, herumzugehen, sich während des Sitzens zu bewegen, auf seine Haltung zu achten, sich durchzustrecken und vieles mehr bewusst und einfach durchführbare Bewegung, die Sie jederzeit in den Alltag einbauen können. Gehen Sie, so oft es geht, zu Fuß, gehen Sie zu Fuß zur Arbeit oder fahren Sie mit dem Rad, wenn es möglich ist. Ignorieren Sie den Aufzug und gehen Sie bewusst und langsam – ohne Schwung, wir sind ja nicht in der CrossFit-Stunde.

Das Sitzproblem wurde in der Studie von Dr. Mulac bei 154 614 Frauen und Männern im Alter von 59 bis 82 Jahren, die keinerlei chronische Erkrankungen aufwiesen, über 6,8 Jahre hinweg untersucht. Die Gesamtmortalität stieg im Vergleich zu weniger als fünf Stunden Sitzen pro Tag bei 9 bis 11,9 Stunden pro Tag bei den Männern um 19 Prozent und bei den Frauen um 25 Prozent. Wurde mehr als 12 Stunden pro Tag gesessen, erreichten die Männer eine Zunahme der Gesamtmortalität um 23 Prozent. Schon der Ersatz von einer Stunde Sitzen durch Sport oder eine Vielzahl anderer Aktivitäten würde die deletären Folgen von langem Sitzen minimieren.[55]

So wichtig sind regelmäßige Bewegung und Sport für unsere Gesundheit und Vitalität, und es ist faszinierend, was unser Körper alles zu regulieren vermag, wenn wir ihn nur gut behandeln und ausreichend fordern. Wenn Sie Ihr Auto wochen- oder monatelang nicht starten, kann es sogar bei einem relativ neuen Modell beim nächsten Startversuch ein wenig haken. Wenn Sie Ihre Kamera lange nicht benutzt haben, werden Sie ebenfalls merken, dass sich der Auslöser nicht sofort geschmeidig wie gewohnt bedienen lässt. Und dass es ein, zwei Anläufe braucht, bis wieder alle Rädchen optimal ineinandergreifen. So ist es auch mit Sport und Bewegung. Der wichtigste Teil ist der, anzufangen. Wenn Sie einmal, zweimal Ihre Unlust und Ihr inneres Faultier überwunden haben, werden Sie merken, wie gut Ihnen das neue Körpergefühl tut, und sehr schnell entwickelt sich Verlangen nach Bewegung. Jeder Mensch, der sich regelmäßig bewegt, entwickelt Sehnsucht nach diesem Gefühl. Zwei bis vier gezielte Einheiten sind relativ einfach zu überwinden – wenn man sie nicht überdosiert, denn dann fällt man in muskuläre und körperliche Stagnation, wo in den nächsten Einheiten natürlich nicht viel weitergeht. Trotzdem müssen Sie sich da durchbewegen, im wahrsten

Sinn des Wortes, und wenn Sie diese Hürde genommen haben, dann bin ich sicher: Sie *wollen* sich bewegen. Versuchen Sie, sich vorzusagen: »Ich darf mich bewegen«, oder: »Ich kann mich bewegen«, anstatt sich selbst zu demotivieren: »Ich muss mich bewegen.«

Es ist hinlänglich wissenschaftlich belegt: Muskulatur reagiert innerhalb kürzester Zeit auf bewegungstechnische, sportliche Reize unter anderem mit einer veränderten Körperspannung und Haltung sowie einer Durchblutungsveränderung. Gleichzeitig kommt es zu einer hormonellen Veränderung: Serotonin wird ausgeschüttet, die sogenannten Glückshormone schießen ein und rufen Wohlbefinden und Glücksgefühle hervor. Nicht ganz zu Unrecht werden Glückshormone als »körpereigene Drogen« bezeichnet.

Besserer Tonus, besserer Körperstand, mehr Selbstbewusstsein, mehr Selbstsicherheit, bessere Mobilität – all das führt in der Folge zu einer höheren Qualität der Bewegungsabläufe, dafür müssen Sie gar nichts mehr weiter tun. Wenn Sie sich besser bewegen, hat das automatisch einen positiven optischen Effekt – es sieht einfach besser aus, wenn jemand eine gute Haltung, eine gute Körperspannung hat. Daraus ergibt sich sofort ein anderes Charakterbild. Schon nach kurzer Zeit, nachdem Sie angefangen haben, sich zu bewegen, Sport zu treiben, spüren Sie eine größere Leichtigkeit: Bewegung wird Ihnen nicht mehr so schwerfallen, nicht im Alltag, nicht bei der Sportausübung. Sie sind nicht mehr so schwerfällig – Bewegungslosigkeit und Stillstand machen müde und träge.

»Ich bin das einfach nicht!« Wer das auf Sport und Bewegung bezogen sagt, muss auch niemals Sportler werden. Aber – und das ist etwas sehr Wichtiges – sich zu bewegen oder Sportler zu werden ist ein Riesenunterschied. Das mit Nordpol und

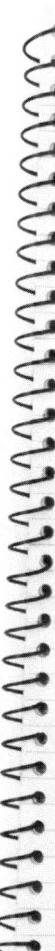

BEDENK-ZETTEL:

Gesundheit bedeutet zuallererst Eigenverantwortung!

Südpol hatten wir schon. Regelmäßige Bewegung bedeutet Gesundheit, Sport nicht unbedingt. Wenn Sie eine Stunde lang spazieren gehen, ist das definitiv gesund. Wenn Sie auf den Großglockner laufen (das wäre dann eher sehr sportlich), ist das nicht zwangsläufig gesund. Bewegung ist gesund, Sport nicht automatisch.

Sys l tem, das
Substantiv, Neutrum
Bedeutungen (7)

1. wissenschaftliches Schema, Lehrgebäude

2. Prinzip, nach dem etwas gegliedert, geordnet wird

3. Form der staatlichen, wirtschaftlichen, gesellschaftlichen Organisation; Regierungsform, Regime

4. Gesamtheit von Objekten, die sich in einem ganzheitlichen Zusammenhang befinden und durch die Wechselbeziehungen untereinander gegenüber ihrer Umgebung abzugrenzen sind

5. Einheit aus technischen Anlagen, Bauelementen, die eine gemeinsame Funktion haben

6. a) Menge von Elementen, zwischen denen bestimmte Beziehungen bestehen;
   b) in festgelegter Weise zusammengeordnete Linien o. Ä. zur Eintragung und Festlegung von etwas;
   c) Menge von Zeichen, die nach bestimmten Regeln zu verwenden sind

7. nach dem Grad verwandtschaftlicher Zusammengehörigkeit gegliederte Zusammenstellung von Tieren, Pflanzen

Po | li | tik, die
Substantiv, feminin
Bedeutungen (2)

1. die Durchsetzung bestimmter Ziele besonders im staatlichen Bereich und auf die Gestaltung des öffentlichen Lebens gerichtetes Handeln von Regierungen, Parlamenten, Parteien, Organisationen o. Ä.
2. taktierendes Verhalten, zielgerichtetes Vorgehen

Das System schließt

Das System, das sind auch wir, dort fängt es an: Gesundheit bedeutet zuerst einmal ausschließlich Eigenverantwortung. Sobald wir den Arzt brauchen, sind wir über die Eigenverantwortung hinaus, denn die Sanierung unserer Gesundheit haben wir aus der Hand gegeben. Wir verlassen uns auf Systeme, dass sie richten, was uns verschuldet oder unverschuldet Schmerzen bereitet. Wir wollen autark sein, wir lieben unsere Demokratie und tun zu dürfen, was wir möchten, sagen, was wir wollen, aber wenn es um unsere Gesundheit geht, würden wir am liebsten wie Kommunisten leben. Wir verlassen uns nicht mehr auf unseren gesunden Menschenverstand, nicht auf unsere mütterlichen, elterlichen Instinkte, sondern auf Fachbücher, Fachleute, Fachberater, Spezialisten, Gesundheitssysteme, die uns sagen, wie es richtig ist. Was sie uns nicht sagen, wissen wir nicht.

Hierzulande ist die Tendenz zum Maulen (österreichisch: Sudern) besonders verbreitet und noch mehr der Drang, dem Staat möglichst umfassend Lasten und Pflichten unserer Existenz aufzubürden. Wie eng Entrüstung und Überforderung allerdings beieinander sind, lässt sich an Themen wie der Pensionsreform oder einer Gesundheitsreform ganz wunderbar studieren. Sobald klar ist, dass sie Auswirkungen auf jeden Einzelnen hat, ist sie zu teuer und ohnehin nicht notwendig, und überhaupt ist es sowieso an der Zeit für einen Regierungswechsel (die Neuen werden es schon richten). Dabei wäre es vor dem Sudern hilfreich, eine Gesundheitsreform als etwas zu begreifen, das nicht nur jeden Einzelnen betrifft, sondern zu der auch jeder seinen Beitrag zu leisten hat. Die Kosten für die Gesundheitsversorgung könnten nämlich durch mehr Bewusstsein für ein gesundes Leben und durch mehr Eigenverantwortung dramatisch eingedämmt werden. Dann müssten wir uns nicht mehr darüber unterhalten, wie das alles in Zukunft zu finanzieren sein wird, sondern wir könnten über etwas sprechen, das den Ausdruck »Reform« auch verdient.[56]

In Alt und Jung, in Reich und Arm, in Dumm und Gescheit, in Rechts und Links teilen wir gern ein, und sehr schnell, die Trennung zwischen gesund und eigenverantwortlich Lebenden und ungesund und unverantwortlich Lebenden ist für mein Empfinden aber zu wenig sichtbar. Der Graben zwischen Eigenverantwortung und Verantwortungsarmut trennt die Gesellschaft nicht nur, wenn es um Gesundheit geht.[57] Die Eigenverantwortung jedes einzelnen Bürgers wird viel zu wenig thematisiert und eingefordert. Was wir dank der modernen Medizin alles wissen und wo wir überall präventiv arbeiten und ansetzen könnten ... könnten.

Wer mich kennt, weiß es ohnehin, aber nachdem wir uns hier thematisch im Revier der Politik und der Systeme bewegen, ist es mir wichtig zu sagen, dass ich keiner Partei angehöre. Ich befasse mich mein ganzes Leben lang mit Gesundheit, mit

BEDENK-ZETTEL:

Gesundheit ist das neue „Schön".

Bewegung und Sport, mit Spitzensport und mit allen Belangen und Entwicklungen gesellschaftlicher und politischer Natur, die diese Themen beeinflussen. Ich habe das Privileg, gestalterisch an Fragestellungen mitzuwirken, die uns alle betreffen, und dabei arbeite ich mit Politikern und Entscheidungsträgern aller Parteizugehörigkeiten zusammen, ohne Vorurteil und ohne Präferenz. Mich interessieren keine Parteibücher, keine Farben, mich interessiert einzig und allein ehrliches und ernst gemeintes Interesse, unserer Gesellschaft durch mehr Bewegung und Sport zu mehr Gesundheit zu verhelfen.

Die Verantwortung für Gesundheit und Vitalität bis ins hohe Alter beginnt bei den Eltern, und sie zieht sich fort über Kindertagesstätten, Kindergärten, Schulen. Schon auf der kurzen Strecke bis zum Schuleintritt gibt es aber eine Reihe von Rädchen im System, die haken – manches obliegt der Verantwortung des Einzelnen, manches verbockt das System –, und das muss justiert werden. Gerade in der Zeit, in der neues Leben wächst, zur Welt kommt und zum Kindergartenkind, zum Schüler, zum Teenager reift, gibt es unzählige Möglichkeiten, präventiv Positives für lang anhaltende Gesundheit zu bewegen und vorhandene Schäden noch zu korrigieren. Aber ausgerechnet für die Prävention haben wir hierzulande, europaweit, weltweit kein Geld übrig. Prävention könnte unseren Staaten Milliarden an Ausgaben ersparen. Prävention klingt kompliziert, ist aber sehr einfach – Prävention funktioniert über Aufklärung und über Anreize für einen gesunden Lebenswandel. Gesundheit soll einen Wert darstellen. Das tut sie nicht, denn nur wenn wir krank sind, ist uns ihr Wert bewusst. Wie oft höre ich diesen Satz, und Sie haben ihn sicher auch schon hundertmal gehört – wieso kommt er nur nicht an bei uns, *bevor* wir krank werden? Das System handelt da, wo es brennt, nicht da, wo gezündelt wird. Zu einer sinnvollen Prä-

BEDENK-ZETTEL FÜR DIE ELTERN:

Die Verantwortung für Gesundheit und Vitalität bis ins hohe Alter beginnt bei den Eltern – und nicht erst, wenn Ihr Kind erste Symptome zeigt!

vention – apropos zündeln – gehört übrigens auch gesundes Impfen, nämlich dort, wo man andere Menschen vor lebensgefährlichen Krankheitsbildern schützt. Ich komme mir bei der revolvierenden Impfdebatte vor wie in *Jurassic Park* – es scheint uns eine Art Angstlust zu bereiten, ausgestorbene Ungeheuer wiederzuerwecken. Hier wünsche ich mir definitiv mehr Konsequenz bei der Durchsetzung.

Breitensport, Freizeitsport, kindliche Bewegungsentwicklung, all diese »normalen« Dinge, die Freude machen und einen positiven Effekt auf unser Wohlbefinden und unsere Gesundheit haben, müssen wieder mehr Wertigkeit bekommen. Wir müssen wieder mehr Bewusstsein für Normales, Erreichbares, Reales entwickeln – das kann uns niemand vorschreiben, das müssen wir selbst wollen. Wie das geht? Nehmen Sie vielleicht mein Kapitel über die Digitalisierung und E-Sport als Denkanstoß und überlegen Sie, wie weit Sie und Ihre Lieben die Digitalisierung schon im Griff hat, ob das alles noch in einer gesunden Balance ist. Oder ob es Sinn macht, ein wenig mehr nach draußen zu gehen an die frische Luft, in die Sonne, und sich zu bewegen.

In der kindlichen Sport- und Bewegungsentwicklung brauchen wir ebenso gut bezahlte Trainer wie im Spitzensport. Wir brauchen hier Menschen, die zu bewegungsanalytischer Arbeit fähig sind und die erkennen, wenn etwas körperlich außerhalb der Norm ist. Hier liegt der Keim für qualitativ hochwertige Gesundheitsentwicklung innerhalb unserer Gesellschaft. Warum sind wir uns das nicht wert?

Prävention, Aufklärung, Gesundheit, Bewegung, Sport – ich wünsche mir, dass diese Themen in der Werbung mehr Platz bekommen. Denn wie soll hier eine Generation heranwachsen, die die Leistungsfähigkeit besitzt, Betriebe zu über-

BEDENK-ZETTEL:

Wir müssen wieder mehr Bewusstsein für Normales, Erreichbares, Reales entwickeln.

DENK-ZETTEL FÜR DIE POLITIK: Qualitativ hochwertige Gesundheitsentwicklung innerhalb unserer Gesellschaft – warum sind wir euch das nicht wert?

nehmen, unser Land und unseren Kontinent weiterzuentwickeln, wenn Schmerz, Depression, Burn-out, kognitive Abschwächung, fehlende Konzentrationsfähigkeit und der fehlende notwendige Biss, den es in jedem Leben braucht, in eine evolutionäre Rückentwicklung führen?

Was ich über Eigenverantwortung geschrieben habe, betrifft jeden. Jeden Einzelnen, jeden Entscheidungsträger, jeden Politiker. Wir brauchen in Gesundheitsfragen (und, zugegeben, in einigen weiteren) eine Politik, die unabhängig von Legislaturperioden, Animositäten und Befindlichkeiten denkt und agiert. Wo ist das Land, das als gutes Beispiel vorangeht und Experten an die gesundheitspolitische Front schickt, sie dort endlich in die überfällige Umsetzung gehen lässt und dafür die notwendigen Gelder bereitstellt? Wo ist das Land, das zu diesen Veränderungen in Sachen Bildung und Gesundheit steht, und zwar unabhängig von politischer Zugehörigkeit? Wo ist das Land, in dem die politischen Entscheidungsträger auch wirklich leben, was sie predigen, und tatsächlich (Gesundheits-)Politik für die Menschen machen? Wo ist der Politiker, der in Sachen Gesundheit und Prävention auch einmal eine gute Idee des Parteigegners gelten lässt, sie anerkennt und wertschätzt?

Wir brauchen Experten, die Legislaturperioden überleben dürfen und die nicht mit einzelnen Parteien mitfallen müssen, wenn die Wähler umentschieden haben. Aufbau funktioniert nicht von heute auf morgen. Wie sollen wir zu positiven Resultaten gelangen, wenn aus parteipolitischen Gründen alles über den Haufen geworfen wird, sobald sich die Gelegenheit bietet, alles schlechtzureden, was die Vorgänger gemacht haben? Wir sprechen hier von einem Langzeitprogramm, und dafür braucht es ein Langzeitbekenntnis und ein Langzeitteam zur Umsetzung.

Im Spitzensport gibt es den Ausdruck: »Das System schließt.« Das bedeutet, dass ein Athlet in einem wettkampfentscheidenden Moment alles abrufen kann, was ihm zum Siegen zur Verfügung steht: Vorleben, Talent, Training, Umfeld, Bedingungen, Material. Alles passt zusammen, alles greift perfekt ineinander.

Ich wünsche mir, dass ich zu den Themen Bewegung und gesunde Gesellschaft bald werde sagen können: »Das System schließt.«

DENK-ZETTEL FÜR DIE POLITIK:

Die Gesundheit unserer Gesellschaft darf nicht Spielball politischer Spielchen und Animositäten sein. Hört auf, mit unserer Gesundheit zu spielen!

DANK

Allen voran danke ich meiner Familie. Dana, Tim, Nico und Isabella. Gute Zeiten, sehr harte Zeiten, Schicksale – ihr wart an meiner Seite, bedingungslos. Ihr seid meine Inspiration, meine Motivation. Ihr seid meine Familie, meine größte Liebe. In der Zeit, in der ich intensiv an meinem Buch gearbeitet habe, war mein Zeitkontingent noch knapper, als ihr das sonst gewohnt seid. Vielen Dank für eure Geduld. Meinen Kindern danke ich insbesondere dafür, dass sie meinem Traum von einem Leben voller Bewegung mit bedingungsloser Freude folgen. Ich bin sehr glücklich darüber, dass alle drei zwar mit modernen Medien aufwachsen dürfen, die Bewegung in der Natur von Skisport über Radfahren und Klettern bis hin zu Eislaufen und Co. aber immer erste Priorität für sie hat.

Benevento Publishing und dem Team von Ecowin danke ich für das Vertrauen in mein Buch – ich wusste gar nicht, wie viele helfende Hände es braucht, bis so ein Buch fertig ist.

Martina Paischer, meine Ghostwriterin. Aus unserer Zusammenarbeit, die von Loyalität und tiefstem Vertrauen geprägt war, ist eine Freundschaft geworden. Du hast mich durch das gesamte Buchprojekt in einer Weise begleitet, dass die Arbeit immer etwas Leichtes für mich hatte, und es geschafft, mich, meine Gedanken und Ausführungen so zu reflektieren und in Worte zu fassen, dass ich mich in jedem Satz wiederfinde.

Mein Leben bestand bisher aus vielen Höhen und Tiefen, und ich bin zutiefst dankbar für meine Freunde. Sie waren immer an meiner Seite und sind jeden Weg mitgegangen: Thilo Huber, Ulrike Grossmann, Toni und Sonja Flachberger.

Jutta Koch, die beste Freundin meiner Mutter: Du warst mir eine zweite Mutter und dafür danke ich dir aufrichtig.

Wir haben hier in Österreich eine echte Heimat gefunden und neue Wurzeln schlagen dürfen. Einer der schönsten Zugewinne in unserem neuen Leben sind unsere Freunde hier: Hans-Peter und Kuni Porsche, David und Ulrike Zwilling, Werner Klausner, Erwin Stadler, Martina Hosp und Konstantin Fischer, Ronny und Ute Lanzenberger. Danke für alles.

Zuletzt danke ich meinem gesamten Team, allen voran Gerhard Fischbacher, meinem Geschäftsführer und meiner rechten Hand, der mit mir durch alle geschäftlichen Höhen und Tiefen gegangen ist.

GLOSSAR

Folgende Einträge (S. 206 bis S. 213) sind dem online Medizin-Lexikon, der aktuellsten Ausgabe des Duden (27. Aufl.) sowie teilweise der Informationsplattform wikipedia.org entnommen.

Adipositas: Fettleibigkeit, Fettsucht

Adrenalin: Hormon des Nebennierenmarks (= der kleinste Teil der Nebenniere)

aerob: Luftsauerstoff benötigend; auf Sauerstoff aus der Luft angewiesen; die Aerob-anaerob-Schwelle ist der Zeitpunkt, in dem der Körper von der aeroben (sauerstoffabhängigen) Energiegewinnung zur anaeroben (sauerstoffunabhängigen) Energiegewinnung wechselt. Diese Schwelle wird auch als Lactatschwelle bezeichnet, denn an dieser Aerob-anaerob-Schwelle entsteht ein Lactatüberschuss, und die Milchsäurekonzentration im Blut steigt an. Es wird also mehr Lactat gebildet, als abgebaut werden kann.

alveolokapilläre Diffusionskapazität: Die Bestimmung der Diffusionskapazität lässt Aussagen über den Sauerstoffaustausch in der Lunge zu. Als Diffusion bezeichnet man den Vorgang, bei dem zum Beispiel Sauerstoff aus der Lunge über die Lungenbläschen ins Blut und dann in die roten Blutkörperchen (Erythrozyten) übertritt, die den Sauerstoff im Körper transportieren. Bei der Messung der Diffusionskapazität wird die Fähigkeit der Lunge zur Aufnahme von Sauerstoff aus der Luft untersucht. Diese ist abhängig von der jeweils diffusionswirksamen Oberfläche der Lungenbläschen (Alveolen) und Gefäße (Kapillaren).

anaerob: ohne Sauerstoff lebend; die Aerob-anaerob-Schwelle ist der Zeitpunkt, in dem der Körper von der aeroben (sauerstoffabhängigen) Energiegewinnung zur anaeroben (sauerstoffunabhängigen) Energiegewinnung wechselt. Diese Schwelle wird auch als Lactatschwelle bezeichnet, denn an dieser Aerob-anaerob-Schwelle entsteht ein Lactatüberschuss, und die Milchsäurekonzentration im Blut steigt an. Es wird also mehr Lactat gebildet, als abgebaut werden kann.

Antigen: artfremder Eiweißstoff, der im Körper die Bildung von Antikörpern gegen sich selbst bewirkt

Antikörper: im Blutserum als Reaktion auf das Eindringen von Antigenen gebildeter Schutzstoff

Arthritis: Die Arthritis (griechisch *arthrítis,* von *arthron* – »Gelenk, Glied« – und Endung -itis für die Bezeichnung einer Entzündung) oder Gelenkentzündung ist eine entzündliche Gelenkerkrankung. Abzugrenzen ist dieser Begriff von degenerativen Veränderungen (Arthrose). Während es sich bei den Arthrosen um ein »kaltes« Geschehen durch Gelenkverschleiß handelt, sind die Entzündungen typischerweise mit Überwärmung, Gelenkergussbildung, Schwellung und Rötung verbunden.

Arthrose: griechisch *arthron*, »Gelenk«, und lateinisch *deformare*, »verstümmeln«, bezeichnet eine degenerative Gelenkerkrankung (Gelenkabnutzung), einen Gelenkverschleiß, der das altersübliche Maß übersteigt

Atherosklerose: krankhafte Einlagerung von Cholesterinester und anderen Fetten in die innere Wandschicht arterieller Blutgefäße; Atherosklerose tritt bevorzugt an den Herzkranzgefäßen, der Halsschlagader und den großen Beinarterien auf; sie ist ein chronisch entzündlicher Prozess; schon in den Gefäßen junger Menschen sind fettige Streifen nachweisbar, die sich langsam zu atherosklerotischen Plaques entwickeln, in denen ein Fettkern von einer mehr oder weniger stabilen Bindegewebsschicht überdeckt ist

Blutdruck: Druck des Blutes auf das Gefäßsystem

Blutvolumen: Als Blutvolumen wird die Gesamtblutmenge eines Organismus bezeichnet

Burn-out: englisch *to burn out*, »ausbrennen«, ein Oberbegriff für bestimmte Arten von persönlichen Krisen, die beispielsweise als Reaktion auf andauernden Stress und Überlastung auftreten; geht mit emotionaler Erschöpfung, einem Gefühl von Überforderung sowie reduzierter Leistungszufriedenheit einher

Depression: lateinisch *deprimere*, »niederdrücken«, eine psychische Störung; typische Symptome einer Depression sind gedrückte Stimmung, negative Gedankenschleifen, ein verminderter Antrieb; häufig gehen Freude, Lustempfinden, Selbstwertgefühl, Leistungsfähigkeit, Einfühlungsvermögen und das Interesse am Leben verloren; diese Symptome treten auch bei gesunden Menschen zeitweise auf, bei einer Depression sind sie jedoch länger anhaltend und schwerwiegender ausgeprägt

Disposition: Veranlagung, Empfänglichkeit

Ehlers-Danlos-Syndrom: eine heterogene Gruppe von angeborenen Störungen im Bindegewebe, die hauptsächlich durch eine Überdehnbarkeit der Haut und durch überbewegliche Gelenke gekennzeichnet ist; sie beeinflusst aber auch Gefäße, Muskeln, Bänder, Sehnen und innere Organe

Gebärmuttersenkung: Von einer Gebärmuttersenkung spricht man, wenn die Gebärmutter aus ihrer normalen Lage im Becken Richtung Scheide absinkt

Glückshormone: So werden populärwissenschaftlich häufig bestimmte Botenstoffe (Hormone, Neurotransmitter) bezeichnet, die Wohlbefinden oder Glücksgefühle hervorrufen können; das erreichen sie meist durch eine stimulierende, entspannende oder schmerzlindernd-betäubende Wirkung; Glückshormone sind Dopamin, Serotonin, Noradrenalin, Endorphine, Oxytocin, Phenethylamin

Hb-Wert: Das Hämoglobin (Hb) ist ein Protein der roten Blutkörperchen, der Erythrozyten; da es dem Blut seine rote Farbe verleiht, wird es auch als roter Blutfarbstoff bezeichnet; die wichtigste Aufgabe des Hämoglobins ist der Transport von Sauerstoff und Kohlenstoffdioxid im Blut

HDL-Chol: *High-density Lipoprotein*, HDL, wirkt schützend auf die Blutgefäße, indem es in die Gefäßwand eingelagertes Cholesterin herauslöst und abtransportiert; Cholesterinablagerungen in der Gefäßwand gelten als Vorstufe von Atherosklerose, der Arterienverkalkung; darüber hinaus hemmt HDL die Verklumpung von Blutplättchen und beugt so der Bildung von Blutgerinnseln vor, die Herzinfarkt und Schlaganfall verursachen können

HMV: Herzzeitvolumen, Herzminutenvolumen; ist das Blutvolumen, das das Herz pro Minute in den Kreislauf pumpt; es ist ein Maß für die Herzleistung; das Herzminutenvolumen (HMV) errechnet sich aus dem Produkt der Herzfrequenz (HF) und des Schlagvolumens: HMV = HF x Schlagvolumen

Hypertrophie-Training: bezeichnet eine Vergrößerung der Muskulatur, die durch Belastungen bei zielgerichtetem Training, beispielsweise Bodybuilding, Body-Shaping, oder durch andersartige erhöhte physische Widerstände (Sport, Arbeit ...) ausgelöst wird

Inkontinenz: unfreiwilliger Harnabgang; kann der Harn bewusst zurückgehalten werden und wird die Blase willentlich kontrolliert entleert – spricht man von Kontinenz; entwickelt sich eine Inkontinenz, kann die Betroffene/der Betroffene diesen Vorgang hingegen nicht mehr steuern, es kommt zum unwillkürlichen Abgang von Harn

Insulin: Die wichtigsten biologischen Wirkungen des Insulins sind die rasche Beschleunigung der Glukoseaufnahme in Muskel- und Fettzellen und die Regulierung der Zwischenspeicherung in der Leber im Rahmen der Regelung des Blutzuckerspiegels

inverse Korrelation: Im Bereich der Statistik beschreibt die positive Korrelation die Beziehung zwischen zwei Variablen, die sich gemeinsam ändern, während die inverse Korrelation die Beziehung zwischen zwei Variablen beschreibt, die sich in entgegengesetzte Richtungen ändern

Kapillarisierung: die Versorgung eines Gewebes mit Haargefäßen (Blutkapillaren) beziehungsweise die Neubildung von Haargefäßen; in der Sportmedizin ist der Begriff der Kapillarisierung mit dem Muskeltraining verknüpft; hier soll die Anregung der Kapillarisierung durch anaerobes Training zu einer verbesserten Sauerstoffversorgung der Muskulatur führen

Kapillarnetz: Kapillaren (Haargefäße) sind in der Anatomie von Menschen und Tieren die kleinsten Gefäße

kognitiv: das Wahrnehmen, Denken, Erkennen betreffend

LDL-Chol: *Low-density Lipoprotein*, LDL; Fette (zum Beispiel Cholesterin) sind weder in Wasser noch in Blutflüssigkeit löslich; um sie trotzdem in einzelne Körperregionen transportieren zu können, werden die Fette, sobald sie sich im Blut befinden, an bestimmte Eiweißkörper (Proteine) gebunden; diese Verbindungen aus Lipiden (Fetten) und Proteinen (Eiweißen) werden als Lipoproteine bezeichnet; das LDL-Cholesterin, auch das »böse« Cholesterin genannt, ist ein solches Lipoprotein; es lagert sich bei einem Überangebot an Cholesterin an den Gefäßwänden ab und gilt deshalb als Risikofaktor für Atherosklerose (Gefäßverkalkung); je höher der LDL-Cholesterin-Gehalt im Blut, desto höher das Risiko, an einer Gefäßverkalkung beispielsweise mit der Folge eines Herzinfarkts zu erkranken

Marfan-Syndrom: eine genetische Erkrankung, bei der es zu einer erhöhten Elastizität des Bindegewebes kommt

metabolisches Syndrom: Erkrankung, die mehrere Stoffwechselvorgänge im Körper betrifft; Patienten leiden dabei zusätzlich unter einer Fettstoffwechselstörung mit erhöhtem Cholesterin, einem erhöhten Blutzucker (Diabetes) und Bluthochdruck (Hypertonie); nicht alle diese Symptome müssen gemeinsam auftreten, in Kombination mit verringertem HDL steigern sie das Risiko für Herzkrankheiten jedoch rapide; das metabolische Syndrom ist in den westlichen Industrienationen rasant auf dem Vormarsch

Mitochondrium: Zellorgan, das eine eigene Erbsubstanz enthält; besonders viele Mitochondrien befinden sich in Zellen mit hohem Energieverbrauch, das sind unter anderem Muskelzellen, Nervenzellen, Sinneszellen und Eizellen; in Herzmuskelzellen erreicht der Volumenanteil von Mitochondrien 36 Prozent

Muskelatrophie: Verringerung der Muskelmasse; das Atrophieren eines Muskels geht einher mit der Muskelschwäche, da die Kraftentwicklung des Muskels unmittelbar mit seiner Masse zusammenhängt

Osteoporose: häufige Alterserkrankung des Knochens, die ihn dünner und poröser und somit anfällig für Brüche / Frakturen macht

Peripatetiker: Schüler des Aristoteles nach dem *Peripatos*, dem Wandelgang, in dem Aristoteles auf und ab gehend lehrte, aus *peripatos*, »Spaziergang«, *peripatein*, »wandeln«, *peri*, »um ... herum«, und *patein*, »wandeln, einen Weg gehen«

Presbyopie: Alters(fehl)sichtigkeit

Prophylaxe: einer Erkrankung vorbeugende Maßnahme, Vorbeugung

Respirationsfläche: Fläche der gasaustauschenden Alveolen (Lungenbläschen)

Ritalin: Ritalin wird aufgrund seiner aufmerksamkeitssteigernden und zugleich beruhigenden Wirkung bei Kindern ab dem sechsten Lebensjahr zur Behandlung von ADHS (Aufmerksamkeitsdefizit-Hyperaktivitätsstörung) eingesetzt

Schlagvolumen: das Blutvolumen, das während einer Systole aus der linken Herzkammer ausgeworfen wird

Serotoninspiegel: Hormon in der Gehirnregion; vermittelt eine Verengung der Blutgefäße; steuert beim Menschen den Gemütszustand, Schlafrhythmus, Sexualtrieb und die Temperatur im Körper

Tonus: Spannungszustand der Muskulatur, durch viskoelastische Eigenschaften des Gewebes und durch Reize des Nervensystems hervorgerufen

ANMERKUNGEN

Die Einträge auf S. 9 und S. 192/193 wurden der aktuellsten Auflage des Duden (27. Aufl.) entnommen.

1 »Global Burden of Disease«. In: *The Lancet*, 9.11.2018. Auf: www.thelancet.com und https://science.orf.at/stories/2946247 (abgerufen am 26.4.2019).
2 Auf: https://www.hellofamiliii.at/studie-so-viel-zeit-verbringen-kinder-vor-dem-bildschirm/ (abgerufen am 3.7.2019).
3 *Süddeutsche Zeitung*, 6.9.2018, Originalstudie: WHO Press, Genf, veröffentlicht in *The Lancet*.
4 Auf: https://www.salzburg24.at/news/oesterreich/adhs-kinder-laut-apotheker-wohl-uebertherapiert-67176547 (abgerufen am 17.5.2019).
5 »Kassen einigen sich auf Gratismundhygiene für Jugendliche«. In: *Der Standard*, 19.6.2019.
6 Beate Lakes: *Strategische Verbandsführung*. Wiesbaden 1999.
7 Beate Lakes: *Strategische Verbandsführung*. Wiesbaden 1999.
8 Thomas Saum-Aldehoff: *Big Five – Sich selbst und andere erkennen*, 3. Auflage. Ostfildern 2012.
9 Auf: https://familie.de/baby/wichtige-angeborene-reflexe-beim-baby-510899/ (abgerufen am 3.5.2019).
10 Weiwei Chen und Jessica Adler. »Assessment of Screen Exposure in Young Children, 1997 to 2014«. In: *Jama Pediatrics*, jamanetwork.com, 18.2.2019 (abgerufen am 16.5.2019).
11 American Academy of Pediatrics: »Handheld screen time linked with speech delays in young children«. In: *ScienceDaily*. Auf: https://www.sciencedaily.com/releases/2017/05/170504083141.html (abgerufen am 23.5.2019).
12 Dr. Anja Kneller in einem Online-Artikel auf: https://www.windeln.de/magazin/schwangerschaft/geburt/diastase.html (abgerufen am 11.6.2019).